Birgit Haus

DER UNERFÜLLTE KINDERWUNSCH IM SPIEGEL DER SEELE

BIRGIT
HAUS

DER UNERFÜLLTE KINDERWUNSCH IM SPIEGEL DER SEELE

Deine tiefe Sehnsucht verstehen,
Blockaden lösen und zu neuer
Gelassenheit finden

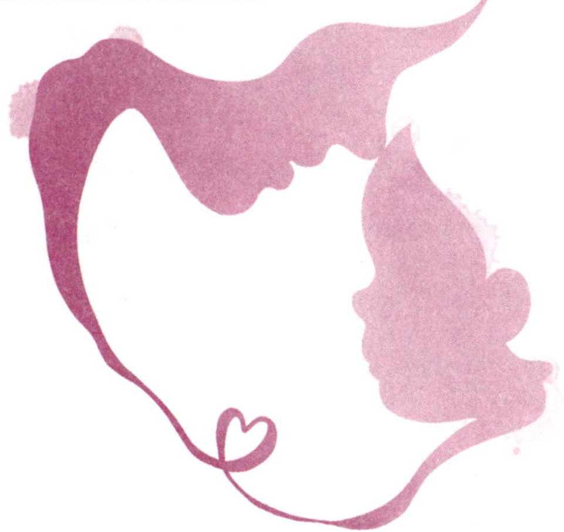

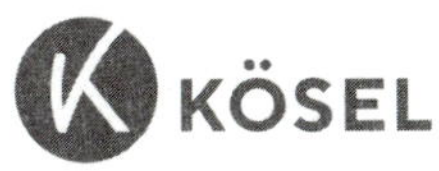

KÖSEL

Alle in diesem Buch veröffentlichten Hinweise, Ratschläge und Behandlungsvorschläge sind von der Autorin sorgfältig geprüft worden. Sie ersetzen jedoch keine ärztliche oder therapeutische Abklärung. Für eine korrekte Diagnose und entsprechende Behandlung muss stets ein Arzt oder Therapeut aufgesucht werden. Eine Garantie kann jedoch nicht übernommen werden, ebenso ist die Haftung der Autorin bzw. des Verlags und seiner Beauftragten für Personen-, Sach- und Vermögensschäden ausgeschlossen.

Trotz sorgfältiger Recherche und Nachforschungen konnten leider nicht alle Rechteinhaber ermittelt werden. Bei berechtigten Ansprüchen wenden Sie sich bitte an den Verlag.

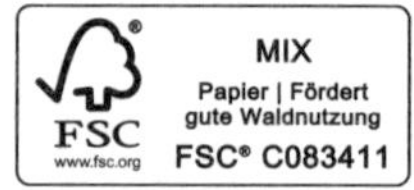

Penguin Random House Verlagsgruppe FSC® N001967

Umschlag: zero-media.net, München
Umschlagmotive: © FinePic®, München
Innenteilabbildungen: © kittikornPH / stock.adobe.com
Redaktion: Ralf Lay
Satz: Uhl + Massopust, Aalen
Druck und Bindung: CPI books GmbH, Leck
Printed in Germany
ISBN 978-3-466-31206-1

www.koesel.de

Für meine Mutter

Als dein Wunschkind habe ich das Licht der Welt erblickt.
Als dein Wunschkind habe ich deine Nöte ertragen
und meine Einsamkeit entwickelt.
Als dein Wunschkind hast du, als ich groß wurde,
dir meine Nöte angehört, mich gehalten, geliebt und geheilt.
Als deinem Wunschkind gabst du mir den Impuls,
dieses Buch zu schreiben.
Als dein Wunschkind habe ich es getan
und mir meinen Traum,
mein Wissen und meine Erfahrungen zu teilen,
mit deiner Rückendeckung erfüllt.
Danke, Mami!
Ich liebe dich!
Dein Wunschkind

Über die Kinder

»Eure Kinder sind nicht eure Kinder.
Sie sind die Söhne und Töchter der Sehnsucht des Lebens nach sich selbst.
Sie kommen durch euch, aber nicht von euch.
Und wenngleich sie bei euch sind, gehören sie euch doch nicht.
Ihr dürft ihnen eure Liebe geben, doch nicht eure Gedanken,
denn sie haben ihre eigenen.
Ihr dürft ihrem Körper eine Wohnstatt geben, aber nicht ihren Seelen,
denn diese wohnen im Haus von morgen, das ihr nicht aufsuchen könnt,
nicht einmal in euren Träumen.
Ihr könnt euch bemühen, wie sie zu sein, aber trachtet nicht danach,
sie euch gleich zu machen.
Denn das Leben geht weder zurück noch verharrt es im Gestern.
Ihr seid die Bogen, von denen eure Kinder
wie lebende Pfeile ausgeschickt werden.
Der Schütze sieht das Ziel auf dem Pfad der Unendlichkeit, und er spannt
euch mit seiner Kraft, auf dass seine Pfeile schnell und weit fliegen.
Lasst eure Spannung in der Hand des Schützen auf die Freude zielen,
denn so, wie er den Pfeil im Fluge liebt,
liebt er zugleich den straffen Bogen.«[1]

Khalil Gibran

INHALT

VORWORT

Kaum ein »Scheitern« trifft uns so bis ins Mark wie der unerfüllte Kinderwunsch. Das, was eigentlich von der Schöpfung als das Natürlichste auf der Welt vorgesehen und unsere biologische Bestimmung ist, uns zu vermehren, bleibt uns versagt.

Doch warum ist das eigentlich so schlimm? Warum können wir das kaum aushalten, wenn wir uns Kinder wünschen und keine bekommen?

Wenn wir uns auf der anderen Seite den Buchmarkt anschauen, wie viele Ratgeber es über Kindererziehungsfragen und die Bewältigung von Problemen mit Kindern gibt, scheint sich hinter dem Wunsch nach einem Kind vielleicht etwas ganz anderes zu verbergen als der Alltag, der uns später als Eltern erwartet. Daher lade ich dich mit meinem Buch zu einer Entdeckungsreise nach innen ein, die dich gleichermaßen deine unbewussten »Inneren Verhinderer« wie auch die verborgenen Motive hinter der Sehnsucht nach einem Kind aufspüren lässt.

Als Expertin für Innere-Kind-Arbeit beschäftige ich mich seit 30 Jahren mit der frühen Biografie von Menschen und den daraus resultierenden Folgen für ihr eigenes erwachsenes Leben und ihre Beziehungswelt. Diese Arbeit hat mir erstaunliche Erfahrungen mit Frauen beschert, die nach lange währendem unerfülltem Kinderwunsch durch eine besondere Nähe zu ihrem »Inneren Kind« sofort schwanger wurden, nachdem sie an meinem siebentägigen Inneren-Kind-Seminar teilgenommen hatten. Andere erkannten, dass sich hinter ihrem Kinderwunsch eine tiefe Sehnsucht nach sich selbst und der Erfüllung ihrer eigenen Bestimmung verbarg.

Daher will ich dir in meinem Buch an authentischen Beispielen – bei denen die Namen aus personenschutzrechtlichen Gründen geändert wurden – zeigen, wie wir dem Gelingen oder Nichtgelingen einer Schwangerschaft aus psychologischer Sicht auf die

Spur kommen können. Es scheint nicht einfach eine dunkle »Macht des Schicksals« zu sein, wenn Frauen nicht schwanger werden oder Männer ein schlechtes Spermiogramm diagnostiziert bekommen.

Als Traumatherapeutin wage ich die These, dass es bei uns Frauen Zusammenhänge zwischen der Verfassung unseres Nervensystems und unserer Hormonausschüttung für eine stabile Schwangerschaft gibt. Der amerikanische Psychiater und Neurowissenschaftler Stephen Porges sowie die Therapeutin Deb Dana erklären diese Wechselwirkungen mit der sogenannten Polyvagal-Theorie, auf die wir noch zu sprechen kommen.[2] Sie machen deutlich, dass vor allem unser Sicherheitsgefühl eine wichtige Voraussetzung für unsere Gesundheit und eine natürliche Homöostase im Körper ist.

Die Psychosynthese – auf die wir ebenfalls noch näher eingehen – als modernes therapeutisch wirksames Verfahren setzt die Arbeit mit inneren Bildern als eine Möglichkeit ein, die emotional-leibliche Verfassung des Klienten oder der Klientin griffiger zu erfassen und zu lernen, besser mit sich selbst umzugehen. Diese inneren Bilder verstehen wir als eine Ausdrucksform unserer Seele, über die sie sich unserem Bewusstsein mitzuteilen versucht. Das hat nichts mit Esoterik zu tun, sondern leitet sich aus der tiefenpsychologischen Erfahrung der Arbeit mit Träumen ab. Denn auch nachts in unseren Träumen »klopfen« ganz unwillkürlich spontane Bilder aus den Tiefen unserer Seele an die Tür unseres Bewusstseins, die nach Aufmerksamkeit verlangen.

Wenn wir uns nun auf die Reise des »unerfüllten Kinderwunschs im Spiegel der Seele« begeben, kommen wir nicht umhin, uns manchmal auch mit verborgenen unbewussten Ängsten oder aus der Kindheit stammenden überlagernden Glaubenssätzen zu beschäftigen, die uns bis in die Gegenwart verunsichern können.

Mir ist bewusst, dass es im Kontext der heutigen Schulmedizin radikale Leugner des psychischen Einflusses auf die Erfüllung des

Kinderwunschs gibt. Da meine Erfahrung aber eine andere ist, richtet sich mein Buch vor allem an die Leserinnen und Leser, deren unerfüllter Kinderwunsch – nach dem Ausschluss medizinischer Ursachen – unerklärlich ist. Und die offen sind, sich nicht allein der Technik und der Wissenschaft zu verschreiben, deren Wert ich nicht in Zweifel ziehe, sondern die bereit sind, auch ihrer eigenen Seele zu lauschen, sich mit ihr zu verbinden, bevor sie neues Leben zeugen und damit einer neuen Seele zur Geburt verhelfen.

Die Methoden der Psychosynthese bieten unserem autonomen Nervensystem (ANS) die Möglichkeit, es in einen Zustand der Sicherheit zu versetzen, der die Grundvoraussetzung für eine Schwangerschaft schafft. Welche Bedeutung der Zustand von Sicherheit für die Spermienproduktion des Mannes bedeutet, gilt es wahrscheinlich noch wissenschaftlich zu erforschen. Gewiss ist jedoch, dass der weibliche Organismus keine Schwangerschaftshormone ausschüttet, wenn er sich in Gefahr erlebt. Dafür muss keine reale äußere Gefahr bestehen, sondern auch meine eigenen (vielleicht unbewussten) Ängste und Unsicherheiten mit meinem Partner können ein Katalysator dafür sein.

Das psychologisch Relevante an dieser Aussage ist, dass das Gehirn mit seiner Neurozeption, also der unbewussten Einschätzung von Gefahr oder Sicherheit, nicht immer an der objektiven Realität bemessen wird, sondern oft durch Trigger fehlgeleitet werden kann. Infolgedessen kann der Körper sich nicht auf eine Schwangerschaft einlassen, sodass es zwar zu einer Befruchtung einer reifen Eizelle kommen kann. Diese findet jedoch möglicherweise nicht den Weg in die Gebärmutter oder trifft dort nicht auf eine Körperchemie, in der sie sich einnisten und reifen könnte.

In inneren Bildern habe ich mit Frauen erlebt, dass »ihr Wunschkind« in einem inneren Dialog sagte, es wolle nicht zu ihnen kommen, weil es nicht die richtigen Rahmenbedingungen im Leben der zukünftigen Mutter vorfand. Bei einer Klientin wurde ich regelrecht Zeugin davon, dass sich die Seele des Kindes dagegen wehrte, jetzt schon zu ihr zu kommen, weil ihr der Beruf und ihre Karriere mit 32 Jahren noch deutlich wichtiger waren, als sich ganz auf ein Kind einzulassen. Dazu später mehr.

Aber was ist eigentlich die »Seele«? Mein Kollege Harald Reinhardt hat sie einmal als das »im Leib strömende Leben« bezeichnet. Vor dem Hintergrund, dass sich hinter fast allen Körpersymptomen auch psychische Botschaften entdecken lassen, ist es lohnenswert, sich diesem Nein des Körpers im unerfüllten Kinderwunsch einmal genauer zuzuwenden.

Gerade die Arbeit mit inneren Bildern, Träumen und insbesondere die Innere-Kind-Arbeit, die auch immer Entsprechungen auf der körperlichen Ebene zeigen, kann uns helfen herauszufinden, was sich symbolisch hinter dem Kinderwunsch verbirgt. Denn es ist ein großer Unterschied, ob eine Frau *einfach schwanger* werden, ein *Kind haben* oder *Mutter werden* will. Das alles sind sehr unterschiedliche Motivationen. Nicht für alle Frauen ist es beispielsweise das größte Glück, Mutter zu sein, wohl aber attraktiv, ein Kind zu haben.

In diesem Buch will ich dich deshalb gern bei der Hand nehmen und dich in zahlreichen Übungen auf deiner inneren Selbstentdeckungsreise begleiten. Dabei kann ich aus eigener Erfahrung sagen, dass diese Reise vielleicht die spannendste im Leben überhaupt ist. Du wirst dich auf diesem Weg selbst immer mehr entdecken. Im besten Fall spielt es am Ende keine Rolle mehr, ob du ein Kind bekommst oder (jetzt noch) nicht. Die Ursache dafür wird sein, dass du vielleicht neugieriger auf dich selbst geworden bist oder vielleicht mehr mit dir selbst in Einklang leben kannst. Dann kannst du endlich aufhören, das »Nichtgelingen« als ein persönliches Scheitern oder Versagen zu interpretieren. Vielleicht wird es dir sogar möglich werden zu erfahren, dass es andere Bedürfnisse in deinem Unbewussten gibt, denen deine Seele im Moment noch Vorrang gibt und die zuerst beachtet werden wollen.

Auf jeden Fall handelt es sich bei meinem Buch nicht um einen Ratgeber, der dir erklärt, »wie das mit dem Kinderkriegen geht«. Das wurde schon hinreichend getan.[3] Mein Buch ist vielmehr der Versuch, dir einen anderen Zugang zu einer Dimension zu verschaffen, die es verständlich werden lässt, warum es bei dir oder euch bisher nicht geklappt hat und wie du und ihr mit der daraus resultierenden Ohnmacht besser klarkommen könnt.

Es geht darum zu lernen, mit dem »Nicht-Fassbaren« umzugehen und sich wieder so mit der inneren Natur zu verbinden, dass sich unsere natürliche Fruchtbarkeit zu entfalten vermag. Dafür kann es sehr hilfreich sein, das Thema »Elternschaft und Kinder« über die Erfahrungen deiner eigenen Kindheit so weit in Theorie und angeleiteten Übungen zu erschließen, dass du, aus einer tiefen Selbsterfahrung heraus, deine Beziehung zu dir selbst und damit auch deinem Inneren Kind verbessern kannst. Das ist der effizienteste und meistens auch der schnellste Weg zur Fruchtbarkeit, wenn es keine medizinischen Erklärungen gibt.

EINLEITUNG

Die verborgene Macht der Seele im (unerfüllten) Kinderwunsch können wir meistens erst aus der Rückschau erkennen. Wie oft habe ich bereits von Menschen Sätze wie den folgenden gehört: »Als wir überhaupt nicht mehr damit gerechnet hatten, ein Kind zu bekommen, da hat es auf einmal geklappt.« Sei es, dass die Paare ein Kind adoptiert hatten, nach mehreren Jahren der verzweifelten Versuche mit künstlicher Befruchtung aufgegeben hatten, als sie endlich eingewilligt hatten, auch ohne ein Kind ein glückliches und sinnerfülltes Leben führen zu können, als es nach einer heftigen Krise eine neue frische Verliebtheit mit nie erlebter leidenschaftlicher Sexualität gab oder als die Vorbereitung der Hochzeit so viel Aufmerksamkeit schluckte, dass der Kinderwunsch vergessen wurde.

Diese kleine Auswahl möglicher Hintergründe für eine überraschende Schwangerschaft – nach Jahren des Nichtgelingens – deutet bereits darauf hin, dass ein Loslassen von der »zwingenden« Absicht, ein Kind bekommen zu *müssen*, offensichtlich hilfreich zu sein scheint.

Wahrscheinlich hast auch du schon solche Geschichten gehört. Doch genau dieses Loslassen scheint in der Phase des aktiven Kinderwunschs die größte Herausforderung zu sein. Hier könnte sich die Frage auftun: »Wie soll ich das nur schaffen, das loszulassen, was ich mir am sehnlichsten wünsche?«

Aber vielleicht hilft es dir zu erfahren, dass mehrere medizinische Studien sogar nachweisen konnten, dass die »übertriebene Konzentration auf die Empfängnis zur vorzeitigen Reifung der Eizelle im Eierstock führen kann und dadurch unterentwickelte Eizellen abgestoßen werden, die für eine Befruchtung ungeeignet sind«.[4]

Dieses Wissen um die physiologische Reaktion des Körpers auf den psychischen Druck – der durch den unerfüllten Kinderwunsch im Laufe der Zeit immer größer wird – könnte sicherlich betroffenen Frauen manches Leid ersparen. Denn offensichtlich wehrt sich etwas im System und vielleicht auch in deiner eigenen Seele gegen das »Erzwingen« eines Kindes.

»Loslassen« ist nicht zu verwechseln mit »fallenlassen« im Sinne von »aufgeben«, sondern könnte auch heißen, sich auf etwas anderes zu fokussieren als unaufhörlich auf den unerfüllten Kinderwunsch, zum Beispiel auf die eigene Geschichte oder die eigene Kindheit.

Diese Aufmerksamkeitsverschiebung hat den Vorteil, dass wir etwas über uns selbst entdecken können, was uns bisher nicht bewusst war. Auf diesem Wege können wir uns beispielsweise damit beschäftigen, welche Prägungen wir selbst in uns tragen. Wie war es, das Kind meiner Eltern zu sein? Wie habe ich meine Eltern erlebt? Wie war meine Mutter im Umgang mit mir? Wie war mein Vater im Umgang mit mir? Wie gingen meine Eltern miteinander um? Welches Modell von Elternschaft habe ich durch die Erfahrungen mit meinen Eltern verinnerlicht? Und wie wirkt sich das alles heute noch auf mich, meinen Umgang mit mir selbst und mit anderen aus?

Und wie würde ich, infolge dieser Erfahrungen, meine eigene Elternrolle gern anders ausfüllen?

Dieser Auszug möglicher Fragen wird uns später noch einmal begegnen. An dieser Stelle will ich nur schon einmal darauf hinweisen, dass die Beschäftigung mit dem eigenen Leben im Hinblick auf manche Verhinderungen sehr spannend und vor allem aufschlussreich ist.

Aus den frühen biografischen Erfahrungen leiten sich auch sehr viele irrationale Ängste ab, bei denen es nicht reicht, sie intellektuell zu verstehen. Es ist auch wichtig, sie in ihrer Wirkung emotional zu erleben und im Körper zu spüren.

Unbewusste Ängste, von denen es ganz viele gibt, haben *immer* einen starken Einfluss auf die Ausschüttung unserer Hormone, die wiederum verantwortlich sind für die Entstehung einer Schwangerschaft. Sie lösen auch Stress aus. Und wenn *Ängste und Stress* sich »paaren«, dann gibt es in der Regel *kein Kind.*

Unser autonomes Nervensystem, das alle »automatisch« ablaufenden Prozesse im Körper steuert, muss sich sicher fühlen, damit es sich empfangsbereit für eine Schwangerschaft machen kann. Und Angst ist das Gegenteil von Sicherheit.

In dem Moment, in dem die Amygdala – der »Mandelkern« im Stammhirn, der in der Traumatherapie gern auch der »Rauchmelder für Gefahr« genannt wird – Alarm signalisiert, werden die entsprechenden Defensivsysteme aktiviert, wie Kampf, Flucht oder Totstellreflex, die unser Überleben sichern sollen. Da die Einschätzung der Umgebung durch die Amygdala jedoch autonom vom Gehirn gesteuert wird, ohne dass eine Überprüfung durch unser Bewusstsein stattfindet, kann es leicht passieren, dass sie Gefahren sieht, wo heute keine mehr sind.

DAS KIWU-TAGEBUCH

Ein hilfreicher, fast unverzichtbarer Wegbegleiter für die Kinderwunsch-(KiWu-)Abenteuerreise zu zweit ist die Anschaffung dreier leerer Bücher, nennen wir sie »KiWu-Tagebücher« - für jeden von euch ein eigenes und eines für euch beide zusammen als Paar. In diesen leeren Büchern könnt ihr alles dokumentieren, was euch in eurer Kinderwunsch-Zeit widerfährt, was sich innerlich bewegt, welche Teilpersönlichkeiten ihr entdeckt, welchen sinnvollen »Zufällen« (Synchronizitäten, später dazu mehr) ihr auf eurem Weg begegnet und dergleichen mehr.
Bei den Listen für euch als Paar könnt ihr dann jeweils auch Spalten für »sie« und »ihn« vorsehen.

Dieses Phänomen hat vor allem bei Menschen mit entwicklungstraumatischen Belastungen eine besondere Relevanz.[5] Gerade im Zusammenhang mit dem unerfüllten Kinderwunsch haben unsere biografischen Prägungen eine spezielle Bedeutung. Unter Angst geht unser autonomes Nervensystem in einen Verteidigungsmodus, der dem *Überleben* dient. Deshalb lade ich dich gleich zu Beginn meines Buches zu einer kleinen Selbstreflexion ein.

Übung zur Einstimmung auf den Kinderwunsch

Stell dir einmal die folgende Frage:

»Was steht mir im Weg, meinen Kinderwunsch loszulassen?«

Dazu mach dir am besten eine Liste, in der du alle Argumente tabellarisch aufzählst, die dir im Weg stehen, deinen Kinderwunsch loszulassen. Hier kannst du einmal auf deinen Körper achten:

- Welche Empfindungen stellst du dabei fest?
- Wie fühlt sich der Körper an, wenn du alles auflistest, was dir im Weg steht, deinen Kinderwunsch loszulassen?

Da mein bevorzugtes therapeutisches Verfahren die Psychosynthese ist, die das Leben in Polaritäten (Gegensätzen) betrachtet, bitte ich dich gleich zu Beginn, auch eine Liste mit Antworten zu folgenden Fragen zu machen, bevor du dieses Buch weiterliest:

- Was motiviert mich, ein Kind bekommen zu wollen?
- Wie stelle ich mir ein Leben mit Kind vor?
- Welche Vorteile hat es, jetzt (schon) ein Kind zu bekommen?
- Welche Nachteile könnte es haben, jetzt (schon) ein Kind zu bekommen?

Wenn du alles aufgelistet hast, kannst du wieder einen Moment lang einmal die Augen schließen und auf deinen Körper achten:

- Welche Empfindungen stellst du jetzt dabei fest?
- Wie fühlt sich der Körper an, wenn du alles auflistest, was dich motiviert, ein Kind bekommen zu wollen?

In meiner Praxis habe ich bereits alles erlebt. Frauen, die ihr erstes Kind ungewollt mit 16 Jahren bekommen haben und damit völlig überfordert waren, es deshalb bei der eigenen Mutter abgegeben haben und fast wie Geschwister für eine Zeit lang miteinander aufwuchsen. Oder eine andere Frau, die völlig überraschend mit 47 Jahren mit einem neuen Partner glückliche Mutter wurde, nachdem sie sich in ihrer 20-jährigen Ehe bewusst gegen Kinder entschieden hatte.

In der Psychosynthese interessieren wir uns für die verborgene Absicht der Seele des Menschen. Was heißt das?

Damit ist gemeint: Wir gehen davon aus, dass es in jedem Menschen Anlagen gibt, die im Leben verwirklicht werden wollen: So wie im Rosensamen bereits die Voraussetzungen für einen ganzen Rosenbusch stecken, so sind im Apfelkern die Informationen für einen ganzen Apfelbaum enthalten.

Das Dilemma des modernen Menschen ist, dass er verlernt hat, ein Teil der Natur zu sein und sich solchen natürlichen Rhythmen des Lebens anzupassen. Stattdessen unterliegt unser Bewusstsein starken Moden und gesellschaftlichen Zwängen, die häufig von den Bedürfnissen unserer Seele abweichen.

Ziel meiner Arbeit ist es, ein Bewusstsein zu entwickeln, das sich in den Dienst unserer Seele und damit unserer natürlichen Anlagen stellt, statt sich allgemeinen Konventionen zu unterwerfen, die oft nicht im Einklang mit unserer inneren Natur sind.

Ich werde das Thema »Unerfüllter Kinderwunsch« deshalb aus vielen verschiedenen seelischen Perspektiven beleuchten, was dich dabei unterstützen kann, ein Bewusstsein für die Bedürfnisse deiner Seele zu entwickeln.

Je tiefer du dich auf die Übungen einlässt, umso wahrscheinlicher ist es, dass du dich bis zum Ende meines Buches immer mehr in Kontakt und im Einverständnis mit dir selbst fühlen wirst.

Daher hoffe ich, dass dieser Prozess dich dabei unterstützt, wieder Frieden im Herzen zu finden, um (mit oder ohne Kind) ein glückliches Leben führen zu können.

Lass es uns gemeinsam angehen!

VOM UMGANG MIT DIESEM BUCH

Mein Buch verstehe ich als ein Angebot für Menschen, die bereit sind, sich neuen Perspektiven und Lernwegen zum Thema »Unerfüllter Kinderwunsch« zu öffnen. Das wird vor allem dann entlastend wirken, wenn die Schulmedizin keine Erklärung hat, warum es bei uns nicht funktioniert. Die Idee dabei ist, die verborgenen Ursachen für unseren (bisher) unerfüllten Kinderwunsch in uns selbst zu suchen, was uns einen neuen Handlungsspielraum schenken wird.

Dabei geht es um mehr als darum, sein Leben dahingehend zu verändern, dass wir in Zukunft zum Beispiel Vollkorn- statt Weißmehlbrötchen essen. Es reicht auch nicht, diese Brötchen jetzt sogar selbst backen zu lernen, sondern es geht darum zu spüren, was mein Körper und meine Seele wirklich brauchen, um das Größte aus mir hervorzubringen, nämlich ein Kind, mich davon berühren zu lassen und wirklich darauf einzugehen. Das ist mehr als eine formale Änderung meines Lebens. Hier geht es, wie auch der Neurobiologe Gerald Hüther schreibt, um eine tiefgreifende Verwandlung und keine oberflächliche Veränderung.[6]

Erst dann können wir neue Erfahrungen als Paar miteinander machen und uns wirklich tief in unseren Seelen begegnen. Wir können so wirklich erfahren, wer wir selbst und der oder die andere sind. Unsere Liebe kann aufwachen und sich vertiefen. Vor allem können wir immer mehr Vertrauen in die verborgene Intelligenz unserer Seele entwickeln. Damit können wir als Paar gemeinsam zu einem fruchtbaren Quell werden, der neues Leben hervorbringt. Unsere Partnerschaft wird auf diese Weise von einem Ort der »*Ver*wicklung« zu einem der *Ent*wicklung, der uns beide nährt und uns einen Schutzraum für gemeinsames Wachstum bietet. In diesem Schutzraum gibt es dann die Möglichkeit, die schwierigen Erfahrungen der eigenen Kindheit zu heilen, die verborgenen Ängste liebevoll zu umkreisen und als Teil der vergangenen Bewältigungsstrategien anzunehmen.

Je weniger Ängste wir haben, umso besser können wir die Macht von behindernden Glaubenssätzen aufspüren und sie in neue Erfahrungen verwandeln. In traumatischen Erlebnissen aus der Vergangenheit können wir einen Ausgangspunkt für unsere Spiritualität entdecken, vielleicht sogar Hinweise auf eine verborgene Absicht unserer Seelen.

Mein Buch kann betrachtet werden als ein Kinderwunsch-Lesebuch mit sehr vielen Fallbeispielen des Gelingens aus meiner Praxis und Übungen, die zur Heilung und Ganzwerdung deiner Seele beitragen. Ich empfehle, das Buch in der Reihenfolge der Kapitel zu lesen. Für die eine mögen die Fallbeispiele zum Katalysator für Verwandlung werden. Für den anderen die Übungen. Dieses Buch wird die größte Wirkung auf deine Seele entfalten, wenn du dir – so oder so – dafür viel Zeit nimmst, dich auf die verschiedenen Übungen wirklich einzulassen und bis an den Grund deiner Seele einzutauchen.

Mein Buch will dir einen Reigen von verschiedenen Zugängen anbieten, damit du für dich den besten Weg findest, deiner Seele zu begegnen. Es geht von der Hypothese aus, dass der Schlüssel zur Erfüllung deines Kinderwunschs in dir liegt. Dazu brauchst du zunächst nichts in deinem äußeren Leben zu verändern, sondern du musst dich einfach nur auf dich selbst einlassen, in dich hineinhorchen, einen liebevollen inneren Dialog mit dir selbst führen und endlich auf die Bedürfnisse eingehen, die du in deiner eigenen Tiefe findest. Dann wirst du mit Antworten aus ebendieser Tiefe beschenkt, die den Weg deiner Verwandlung einleiten werden, sofern dein erwachsenes Ich bereit ist, diesen Weg zu gehen.

Für diese Reise nach innen ist ein psychologisches Verständnis hilfreich, das ich dir im Laufe des Buches so gut nachvollziehbar wie möglich erklären will. Ob du nach der Lektüre dieses Buches immer noch ein Kind haben möchtest oder ob du am Ende der Reise froh bist, (noch) keins zu haben, weil du endlich zu dir selbst und deinen wahren Bedürfnissen gefunden hast – das wirst du in dem Maße erfahren, in dem du dir *viel* Zeit für dich selbst nimmst. Indem du dich tief auf die Übungen und Fallbeispiele einlässt und mitfühlst, welche Wege andere vor dir zur Erfüllung ihres Kinderwunschs gegangen sind und welche Bedürfnisse in dir darauf warten, endlich wahrgenommen und ernst genommen zu werden.

Was heißt es, mich »tief« einzulassen? Für mich bedeutet das,

- als Erstes innezuhalten, zur Ruhe zu kommen, mich zu »entschleunigen«, die Augen zu schließen und nach innen zu schauen,
- neugierig auf mich selbst zu sein,
- bereit zu sein, mich der Verhinderung als einem Teil von mir selbst, vielleicht sogar einem unerkannten Bedürfnis, zu öffnen,
- bereit zu sein, meine Situation so zu akzeptieren, wie sie jetzt ist,
- keine Schuldigen zu suchen, weder bei mir selbst noch bei anderen,
- auch meinen Partner oder meine Partnerin, der oder die bisher keine Kinder mit mir zeugen kann oder will, als eine Aussage über mich selbst zu akzeptieren,[7]
- es zu wagen, neue, unbekannte Weg zu gehen,
- eine Treue zu mir selbst zu entwickeln, indem ich Dinge oder Menschen loslasse, von denen ich erkenne, dass sie mich seelisch nicht mehr nähren.

Für die praktische Anwendung dieses Buches empfehle ich dir, die längeren Übungszyklen mit deinem Smartphone oder einem Tonträger anderer Art aufzunehmen und dich dann durch die Übung führen zu lassen.

Ansonsten könnt ihr die Übungen als Paar wechselseitig miteinander machen. Oder du suchst dir eine Freundin oder einen Freund, die oder der dich durch die Übungen begleitet. Wenn du dich von jemandem begleiten lässt, hat es oft noch eine tiefere Wirkung, als wenn du es allein machst.

KLEINES PSYCHOLOGISCHES WORDING

Im Folgenden möchte ich dir die wichtigsten psychologischen Begriffe, die ich in diesem Buch verwende, gut verständlich erklären. Dazu biete ich dir auch kurze, eingängige Übungen an, die dir den Zugang auf der Erfahrungsebene erleichtern. Auf diese Weise gewinnst du ein Gespür, das dir für das intuitive Gesamtverständnis meiner psychologischen Sicht der Zusammenhänge rund um deinen unerfüllten Kinderwunsch sicher sehr hilfreich sein wird.

Seele und Persönlichkeit

Im Menschenbild der Psychosynthese *ist* der Mensch *eine Seele,* und er *hat* eine *Persönlichkeit,* sagte Roberto Assagioli, auf den wir noch ausführlicher zu sprechen kommen. Das kann man wie folgt verstehen: Wir werden als eine Seele geboren, die viele Potenziale mit auf die Welt bringt, welche sich im Laufe des Lebens manifestieren wollen. Durch die frühen Prägungen in der Kindheit entwickeln wir, abhängig von unserem Kulturkreis und der sozialen Gemeinschaft, in der wir aufwachsen, eine bestimmte Persönlichkeit.

Die Persönlichkeit ist also nichts Angeborenes, sondern eine Antwort auf die frühen Bezugspersonen, die mehr oder weniger gut auf die Bedürfnisse des Kindes nach Kontakt und Einstimmung auf sein Wesen eingehen.

In dem Maße, wie der Säugling erlebt, dass seine Bedürfnisse befriedigt werden, kann er sich gemäß den Anlagen seiner Seele entfalten und sich in seinem Sein grundsätzlich sicher fühlen. Werden die Bedürfnisse des Säuglings und späteren Kleinkindes hingegen nicht adäquat beantwortet, entwickelt dieses Kind eine Persönlichkeit, die schon sehr früh lernen muss, Strategien zu entwickeln, um ausreichend versorgt zu werden. Die Anpassung an die frühen Bezugspersonen legt den Grundstein für die Persönlichkeitsentwicklung.

Die eigenen frühen Erfahrungen haben zusätzlich auch einen wesentlichen Einfluss auf unsere spätere Beziehung zu Kindern überhaupt und tragen entsprechend zur Entstehung eines Kinderwunschs bei oder nicht.

Unter den Menschen, die eine schwierige Kindheit beziehungsweise belastende Erfahrungen in der Kindheit gemacht hatten, konnte ich beobachten, dass sie sich in zwei Gruppen einteilen lassen:

1. Die einen lehnen es ab, eigenen Nachwuchs zu haben, um keinem Kind auf dieser Welt zuzumuten, etwas so Schlimmes zu erfahren, wie sie es selbst erlebt haben. Hier handelt es sich um eine unbewusste Identifikation mit dem Kind von einst und eine Parteinahme für dasselbe beziehungsweise für das eigene Innere Kind.
2. Die anderen wünschen sich unbedingt ein Kind, um ihm endlich all das geben zu können, was sie als Kinder selbst bei ihren frühen Bezugspersonen entbehren mussten. Hier handelt es sich um eine unbewusste Projektion der Bedürfnisse des eigenen Inneren Kindes auf ein reales Kind.

Dazu zwei Fallbeispiele:

Beispiel für die Ablehnung eines eigenen Kindes

Meine Klientin Julia, Mitte 30, kommt zu mir in die Therapie, weil ihr Freund, Anfang 40, ihr Druck macht, dass er unbedingt ein Kind mit ihr haben wolle. Er würde sich nicht von ihr geliebt fühlen, wenn sie zu diesem Schritt nicht Ja sagte. Dies führte dazu, dass sie sich sexuell verweigert, aus Angst, in eine Lebenssituation zu geraten, die sie nicht haben will.

Bereits ihre Mutter war ungewollt mit ihr schwanger geworden und wurde damals von ihren Eltern genötigt, den Vater des Kindes zu heiraten. Diese Last hat Julia ihre ganze Kindheit hindurch gespürt.

Sie fühlte sich immer schuldig, weil die Mutter sehr unzufrieden mit ihrem Leben war, denn sie hatte wegen der Schwangerschaft mit ihr das Studium abbrechen müssen. Schon anderthalb Jahre nach ihrer Geburt bekam die Mutter noch ein zweites Kind. Das war das völlige Aus für die Fortführung ihres Studiums.

Bei der Vorstellung, ein eigenes Kind zu bekommen, fällt Julia körperlich in sich zusammen und fühlt sich innerlich beengt. Sie glaubt, dass ihr eigenes Leben mit einem Kind zu Ende wäre.

In der Therapie arbeiten wir schließlich an ihrer Beziehung zu ihrer Mutter, die sie für ihre Blockaden im Leben verantwortlich macht. Julia verinnerlichte durch diese Erfahrung einen Glaubenssatz: »Kinder verhindern das eigene Leben.« Als sie erkennt, dass sie sich unbewusst mit diesem Glaubenssatz der Mutter identifiziert hat, fühlt sie sich sehr erleichtert.

Im inneren Dialog mit ihrem eigenen Inneren Kind erfährt sie, dass sich ihre »kleine Julia« ganz viel Aufmerksamkeit von ihr wünscht und mit ihr spielen will. Davon ist meine Klientin sehr berührt. Denn genau das ist es, was sie als kleines Mädchen in ihrer Kindheit immer als einen großen Mangel empfunden hatte. Ihre Mutter hat gut funktioniert, sie äußerlich tadellos mit Nahrung und Kleidung versorgt, aber sie wollte weder mit ihr spielen noch hatte sie viel Einfühlung in ihre emotionalen Nöte als Kind.

Als ihr Inneres Kind, ihre kleine Julia, ihr sogar sagt: »Du bist nicht schuld daran, dass Mama nicht studieren konnte«, fühlt sie sich wie freigesprochen. Sie merkt, dass sie jetzt erst anfangen kann, ihren kreativen Impulsen zu folgen und ihr eigenes Leben richtig in die Hand zu nehmen.

Zu einem späteren Zeitpunkt berichtet sie mir, dass sie sich zusammen mit einer Freundin als Grafikdesignerin selbstständig gemacht habe und Erfüllung in ihrem Beruf erlebe. Von ihrem Freund habe sie sich getrennt, auch wenn sie es nicht ausschließen wollte, in späterer Zukunft doch noch ein Kind haben zu wollen.

Beispiel für die »Sucht« nach einem eigenen Kind

Eine andere Klientin dreht regelrecht am Rad, wie sie salopp sagt, weil sie unbedingt ein Kind haben will. Sie beschreibt, dass sie kaum mehr an etwas anderes denken könne. Alle ihre Freundinnen hätten inzwischen Kinder, nur sie nicht. Dadurch fühlt sie sich ein Stück weit ausgegrenzt.

Ihr Freund reagiert sehr verhalten auf das Thema. Aber je mehr sie sich da hineinsteigert, umso weniger will er mit ihr ein Kind. Er fühlt sich davon »gestresst«. Inzwischen hat er sogar manchmal schon Erektionsprobleme. Dann streiten sich die beiden immer.

Nach dem, was ich aus ihren Erzählungen weiß, fällt mir als Außenstehender auf, dass es offenbar gar keinen richtigen Kontakt zwischen den beiden gibt.

Über einige Sitzungen hinweg ist meine Klientin zunächst vollständig darauf fixiert, dass das Problem bei ihrem Freund läge. Doch je mehr wir in ihre eigene Kindheit vordringen, stoßen wir nach und nach auch auf tiefer liegende Zusammenhänge. So berichtet sie, dass sie das jüngste von drei Kindern einer Patchworkfamilie war. Die Mutter war meistens mit ihrem neuen Partner beschäftigt. Ihr leiblicher Bruder war schon fünf Jahre älter, und die ältere Stiefschwester interessierte sich auch nicht für sie.

So fühlte sich meine Klientin in ihrer Kindheit bereits sehr einsam. Als wir den Kontakt mit ihrem Inneren Kind herstellen, muss sie auf einmal weinen und wird sehr traurig. Ihr Inneres Kind zeigt ihr ihre ganze Not. Das war ihr gar nicht so bewusst.

Dieses Mädchen, das sein Herz vor ihr ausgeschüttet hat, wird auf einmal ganz weich und will sich an meine Klientin anschmiegen. Sie reagiert sehr unsicher darauf, weil es wenig Körperkontakt in ihrer Familie gab. Doch als sie sich mit meiner Unterstützung immer besser darauf einlassen kann, ihr Inneres Kind auf den eigenen Schoß zu nehmen, löst sich ihre Spannung. Und das Gepresste in ihrer Stimme wird auf einmal weicher.

Meine Klientin erkennt, dass sie jetzt die Nähe zu ihrem Inneren Kind spürt, nach der sie sich immer gesehnt hatte, wenn sie an ihren Kinderwunsch denken musste. Und sie erkennt auch, dass sie diese Sehnsucht immer auf ein Kind projiziert hatte. Doch jetzt merkt sie, dass sie heute anfangen kann, ihrem Inneren Kind diese sensible Nähe selbst zu geben.

Erst durch ihre eigene Impathie (siehe »Ich-Bewusstsein« in diesem Kapitel) fängt sie an, Mitgefühl für ihren Freund zu entwickeln, nachdem sie ihn vorher fast hatte *zwingen* wollen, ein Kind mit ihr zu zeugen. Dass seine Potenz, die bei ihm sonst sehr stark war, plötzlich ihrem Druck wich, konnte sie nachvollziehen und macht sie auch sehr betroffen. Sie war so fixiert, dass sie ihn in seinen Bedürfnissen gar nicht mehr wahrnehmen konnte.

Sie ist ein typisches Beispiel dafür, dass eine Frau in ihrer eigenen Kindheit nicht ausreichend viel Aufmerksamkeit erfahren hat und sie deshalb später ihre eigene Sehnsucht nach Liebe auf ein Kind projiziert.

Mit diesen Einsichten wollte sie jetzt erst einmal eine Pause vom Kinderwunsch einlegen und zunächst ihr eigenes Inneres Kind gut nähren.

Das Innere Kind

Im Verständnis der Psychosynthese ist das Innere Kind ein Symbol für unsere Seele. Aber genauso ist es auch ein Bild für unsere biografischen Erfahrungen. Über das Bild des Inneren Kindes, das ich als einen Fachterminus immer großschreibe, können wir zu einem sehr komplexen seelischen Geschehen in unserem Unbewussten Zugang bekommen. Der innere Dialog zwischen unserem Erwachsenen-Ich-Bewusstsein und unserem Inneren Kind gibt uns die Chance, alte Wunden zu heilen.

Der finnische Psychiater Ben Furman formulierte dies treffend, als er einem Buch den Titel *Es ist nie zu spät, eine glückliche Kindheit zu haben* gab.[8] Denn wenn wir als Erwachsene anfangen, unserem Inneren Kind endlich all das zu geben, was es in seinen ersten respektive frühen Lebensjahren von seinen Eltern nicht bekommen hat, dann werden wir uns glücklich fühlen können. Und es reicht auch, wenn wir das in unserer Vorstellung tun. Denn natürlich ist nicht allen Menschen alles möglich.

Das Gehirn kann nämlich nicht unterscheiden zwischen dem, was wir uns vorstellen, und dem, was wirklich ist. Das bedeutet, dass die Physiologie des Körpers genauso auf unsere Vorstellungen, Imaginationen, Fantasien und nächtlichen Träume reagiert wie auf unser reales aktives Handeln und Erleben. Oder wie erklärt es sich beispielsweise, wenn man nachts von einer Flucht träumt und am nächsten Morgen mit Muskelkater in den Beinen aufwacht?

Für den unerfüllten Kinderwunsch ist dies zum Beispiel auch insofern bedeutsam, als dass die Imagination eines Babys auf dem Arm vom Gehirn »verrechnet« wird, als ob wir tatsächlich ein Baby auf dem Arm hielten. Es entsteht mehr Wärme im Körper, und oft wird der Puls langsamer und die Herzfrequenz gleichmäßiger.

Ich selbst hatte tatsächlich das Glück, in jungen Jahren einen Partner zu finden, dem es geradezu Freude bereitete, dem *verlorenen Kind* in mir alle Wünsche zu erfüllen. Das heißt nicht, dass ich am Ende nicht auch lernen musste, mein Inneres Kind selbst zu versorgen. Aber durch die Erfahrung mit ihm habe ich tatsächlich auch ein sehr wichtiges Seminar entwickeln können: »Rituale später Elternliebe – Wege zu mehr Selbstliebe und Autonomie«. Wenn uns andere Erwachsene später im Leben etwas geben, was wir früher nicht bekommen haben, können wir aus diesen Erfahrungen lernen, wie sich das anfühlt, endlich das Ersehnte zu bekommen. Und auf dieser Erfahrung basierend, wird es in der Regel sehr leicht, sich das im Nachhinein auch selbst zu geben. Wenn wir dann eines Tages ein Kind bekommen, sind wir so in der Regel auf der sicheren

Seite, dass es nicht irgendetwas von uns »abkriegt«, was eigentlich *unserem* Inneren Kind gilt.

Wer diese komplexen Zusammenhänge gern tiefer verstehen möchte, dem lege ich sehr die Lektüre meines Buches *Lieben ohne Leiden* ans Herz.[9] Dort erkläre ich ausführlich, wie sich schwierige Erfahrungen der Kindheit auf die Partnerschaft auswirken. Aber auch im Anschluss an dieses Kapitel gehe ich noch näher auf die Innere-Kind-Arbeit ein.

Eltern-Introjekte: Mutter- und Vater-Introjekt

Unter *Introjektion* verstehen wir in der Tiefenpsychologie die spezifische Art und Weise, wie wir unverarbeitete, nicht selten auch Unbehagen hervorrufende oder gar feindliche äußere Realitäten verinnerlichen. In unserem Fall hier werden unsere frühen Bezugspersonen in der Kindheit so verinnerlicht, dass wir ihr Verhalten, ihre Gewohnheiten und auch ihre Ängste häufig übernehmen und sie für unsere eigenen halten. Der Begriff und das Verb »introjizieren« sind gebildet aus den lateinischen Wörtern *intro* [hinein] und *iacere* [werfen].

Eltern-Introjekte entstehen aus der einzigartigen Wechselwirkung zwischen der erwachsenen Bezugsperson und den Anlagen, die das Kind mit auf die Welt bringt.

Im Erwachsenenleben ist es für uns wichtig, zwischen den realen Eltern und den verinnerlichten Introjekten zu unterscheiden, die sich nicht weiterentwickeln. Negative Verinnerlichungen der Eltern können unsere Entfaltung sehr einschränken. Daher gilt es, sie sich bewusst zu machen und ihnen damit ihre verborgene Macht zu entziehen. Das funktioniert über einen wirksamen Selbstausdruck[10] gegenüber diesen Introjekten. Ansonsten laufen wir Gefahr, sie im Erwachsenenalter unbewusst auf Autoritäten und andere Bezugspersonen zu projizieren.

Ich-Bewusstsein

Eine der wichtigsten Voraussetzungen für Veränderungen im Leben ist die Entwicklung eines Ich-Bewusstseins. Unter dem Ich-Bewusstsein versteht man in der Psychologie die Fähigkeit, sich selbst und damit die eigenen Gefühle, Gedanken, Körperempfindungen und Verhaltensweisen aus einem Abstand wie von außen zu betrachten und konstruktiv damit umzugehen. Diese beobachtende Position wird in der Psychosynthese durch zwei Instanzen repräsentiert – einen *Beobachter* und einen *Regisseur:*

- Der *Beobachter* in uns ist der Teil, der etwas wahrnehmen kann, ohne damit identifiziert und darin verwickelt zu sein.
- Der *Regisseur* ist die Instanz in uns, die das, was der Beobachter erkannt hat, in eine angemessene Handlung umsetzen kann. Er sorgt auch dafür, dass wir unsere Ziele, die im Dienst unseres Höheren Selbst stehen, im Auge behalten, verwirklichen und dass wir auf unserem Weg der Selbstwerdung bleiben.

Ich verstehe den Regisseur als das ausführende Organ des Ichs. Während der Innere Beobachter nur aus dem Abstand »beobachten« kann, kann der Regisseur das vom Beobachter Erkannte in Aktionen umsetzen. Wenn du dir sehr ein Kind wünschst, aber bisher keines bekommst, kann das verschiedene Gefühle von Trauer, Wut, Scham, Versagen, Unfähigkeit, Neid auf Mütter oder anderes in dir hervorrufen. Ein starkes Ich-Bewusstsein zeichnet sich dadurch aus, dass wir unseren Kinderwunsch als einen Teil von uns erstens *erkennen* und zweitens *akzeptieren* können. Dann identifizieren wir uns nicht mit den Gefühlen, die an unser vermeintliches »Scheitern« gebunden sind, sondern wir können lernen, damit umzugehen. Wir können es bedauern, dass es so ist, wie es ist, ohne dadurch in der Steuerungsfähigkeit unseres übrigen Lebens beeinträchtigt zu werden.

Der Regisseur in uns hat die Fähigkeit, mit den Gefühlen, die an den unerfüllten Kinderwunsch gekoppelt sind, angemessen umzugehen, indem er auf die Bedürfnisse eingeht, die sich hinter den Gefühlen verbergen.

Sobald du deine Kinderwunsch-Teilpersönlichkeit (KiWu-TP, siehe weiter unten den Eintrag »Teilpersönlichkeit«) in diesem Buch kennengelernt haben wirst, kann der Regisseur in dir zum Beispiel auf ihre Traurigkeit eingehen und die Teilpersönlichkeit in der Imagination in den Arm nehmen und trösten. So kannst du lernen, dich selbst zu besänftigen. Du brauchst deine Gefühle dann nicht mehr woanders auszulassen. Stattdessen wirst du merken, dass du immer mehr Mitgefühl für dich selbst entwickelst.

Ein neues Wort dafür heißt »Impathie«. Es steht für ein Konzept, das die Psychologin und Wissenschaftlerin Dr. Stefanie Neubrand entwickelt hat.[11] Das entlastet dich und trägt zu deiner Selbstliebe bei. Dein Glück hängt immer weniger davon ab, ob du ein Kind bekommst, sondern du kannst diesen Wunsch haben und vielleicht sogar genießen, ohne ihn zum alleinigen Maßstab deines Lebenserfolgs zu machen.

Zum Vergleich: Andere Menschen spielen vielleicht ein Leben lang Lotto und träumen von einem Dasein in materiellem Reichtum, ohne jemals einen großen Gewinn gemacht zu haben. Dennoch können sie ein erfülltes Leben führen.

Ein schwaches Ich-Bewusstsein hingegen macht sich dadurch bemerkbar, dass wir uns häufig im Leben ausgeliefert fühlen an Gefühle oder Glaubenssätze und wenig Steuerungsfähigkeit haben.

Nachfolgend stelle ich dir zwei Übungen vor, mit denen du dein Ich-Bewusstsein stärken kannst.

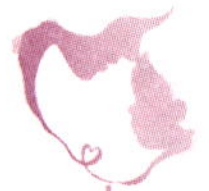

Zwei Psychosynthese-Übungen zum Ich-Bewusstsein

Um die Qualität des Ich-Bewusstseins spielerisch zu erfahren, lade ich dich zu zwei klassischen Psychosynthese-Übungen ein, die die Voraussetzungen schaffen, deinen Reflexionsabstand zu dir selbst zu vergrößern. Begib dich dazu an einen ungestörten Ort, und leg dir Papier und Wachsmalkreiden bereit. Die drei Punkte bedeuten im Folgenden, dass du jeweils eine kleine Pause einlegen und das Geschehen auf dich einwirken lassen kannst.

Tafelübung

Setz dich an einen ruhigen Ort, und schließ die Augen.
Stell dir vor, du stehst in einem neutralen Raum vor einer weißen Tafel mit Stiften. In deiner Vorstellung nimmst du einen Tafelstift, schreibst die Zahl 10 auf die Tafel und betrachtest sie …
Dann wisch die 10 mit einem Schwamm weg, schreib eine 9, und betrachte sie …
Dann wisch die 9 weg, und schreib eine 8 …
Dann wisch die 8 weg, und schreib eine 7 …
Dann wisch die 7 weg, und schreib eine 6 …
Dann wisch die 6 weg, und schreib eine 5 …
Dann wisch die 5 weg, und schreib eine 4 …
Dann wisch die 4 weg, und schreib eine 3 …
Dann wisch die 3 weg, und schreib eine 2 …
Dann wisch die 2 weg, und schreib eine 1.
Dann wisch die 1 weg, und schreib eine 0.

Jetzt spüre dich und beobachte, womit du innerlich in Kontakt kommst. Schreibe diese Beobachtung und auch alle folgenden gerne in dein KiWu-Tagebuch.
Wie ist das für dich, wenn du einfach nur beobachtest, was du tust? In nichts verwickelt und frei von jeder Bewertung. Hinterfrage auch

nicht den Sinn der Übung. Sondern übe dich darin, ausschließlich ein Beobachter zu sein.
Wie ist das für dich, einfach nur Zeuge deines eigenen Handelns zu sein? Was für eine Qualität wird in dir lebendig?
Dann sag dir innerlich: »Ich will ein Bild oder Symbol sehen, das diese Qualität darstellt.« Und lass es geschehen, bis sich ein Bild im Inneren zeigt ... Nimm gerade das erste Bild, das spontan in dir aufsteigt. Betrachte es ... Spür seine Ausstrahlung ...
Zum Schluss kannst du dieses Symbol mit Wachsmalkreiden malen, um die Erfahrung tiefer zu verankern. Und mach dir ein paar Notizen, wie du die Übung für dich erlebt hast. Dabei gibt es kein Richtig oder Falsch, sondern sei offen für deine Erfahrung.

Seminarteilnehmer kommen bei dieser Übung mit folgenden Qualitäten in Kontakt. Gern kannst du deine Liste noch erweitern:

- Frieden
- Stille
- Wachheit
- Präsenz
- Achtsamkeit
- Ruhe
- Dasein
- Ewigkeit
- Sein
- Präsenz

Übung zur Präsenz und zum Gewahrsein deiner selbst

Die Tafelübung ist ein guter Einstieg, um unsere Beobachterqualität zu trainieren. Steigern können wir unser Ich-Bewusstsein, indem wir eine weitere Übung anschließen, die den Beobachter auf uns selbst lenkt.

Nimm dir wieder etwas Zeit an einem ruhigen Ort, an dem du nicht gestört wirst. Schließe die Augen.

- Lenke deine Aufmerksamkeit auf deinen Körper ...
  - Was spürst du jetzt?
  - Das kann alles Mögliche sein: kalte Hände, warme Füße, einen erhöhten Puls, ein Ziehen im Bauch, einen Kloß im Hals oder ein wohliges Strömen im ganzen Körper ... Beobachte, was du wahrnehmen kannst.
  - Registriere es, und lass sich die Erfahrung innerlich setzen.
  - Spüre dann für einen Moment nur deine Beobachterqualität.
- Dann lenke deine Aufmerksamkeit auf deine Gefühle. Empfinde sie, und sei gleichzeitig ihr Beobachter ...
  - Welche Gefühle kannst du jetzt beobachten?
  - Ist es Freude, Heiterkeit, Ärger, Wut, Enttäuschung, Traurigkeit ...?
  - Beobachte diese Gefühle, achte auch darauf, wo genau im Körper du sie wahrnehmen kannst.
  - Bewerte deine Gefühle nicht, sondern beobachte sie nur. Und lass sie einfach da sein und durch dich hindurchfließen, ohne dich damit zu identifizieren.
- Dann setze auch die beobachteten Gefühle innerlich ab ...
- Spüre jetzt wieder nur die Qualität deines Beobachters ...
- Schließlich lenke die Aufmerksamkeit auf deine Gedanken.
  - Welche Gedanken kannst du in dir beobachten?
  - Lass sie vorüberziehen wie das Wasser in einem Fluss. Halte sie nicht an. Bleib achtsam auf Abstand.
  - Identifiziere dich nicht mit den Gedanken, sondern lass sie durch dich hindurchfließen ...
  - Sei ein Beobachter deiner eigenen Gedanken ...
  - So, wie die Gedanken von selbst kommen, gehen sie auch wieder.
  - Bleib still sitzen, und sei ihr Beobachter, frei von Bewertung.

- Nach einer Weile löse dich mit der Aufmerksamkeit von deinen Gedanken, und spüre wieder die Qualität des Beobachters ...
- Ist es dir möglich, einfach nur Beobachter zu sein?
  - Was kannst du beobachten, wenn du nur Beobachter deiner Körperempfindungen, Gefühle und Gedanken bist?
  - Wie ist es für dich, dich nicht zu verwickeln, sondern wie ein stiller Zeuge deines inneren, nicht sichtbaren Geschehens zu sein?
- Trage alle Beobachtungen in dein KiWu-Tagebuch ein.

Identifikation

Identifikationen sind ein natürlicher Teil unserer psychologischen Entwicklungsgeschichte. Als Kinder identifizieren wir uns zunächst ganz mit unserem Körper, anschließend mit unseren Bedürfnissen und später mit unseren Gefühlen. Dann identifizieren wir uns mit Zugehörigkeiten zur eigenen Familie, zu verschiedenen Gemeinschaften, mit Moden und schließlich geistigen Ideen und Konzepten. Identifikationen geben uns Halt, Sicherheit und ein Gefühl der Zugehörigkeit.

Im Erwachsenenalter übertragen sich diese Erfahrungen von Identifikationen auf unseren jeweiligen Lebenskontext: Beruf, Partnerschaft, eigene Familie, Freundeskreis und so weiter.

Das dunkle Gesicht der Identifikationen können Fixierungen sein, die dem Leben nicht mehr zuträglich sind. Ich denke zum Beispiel an eine junge Klientin, die in ihrem großen Familienclan sehr belastende Erfahrungen mit dominanten Männern gemacht hat. Daraus entsprang eine unbewusste Identifikation mit der Vorstellung, dass Männer im Allgemeinen dominant und tendenziell aggressiv sind. Erst ihre innere Befreiung von diesen Erfahrungen hat ihr die Augen auch für ein anderes Männerbild öffnen können. Wenige Monate nach einigen wichtigen Therapiestunden lernte sie ihren neuen Freund kennen, der – für sie ungewohnt – sehr sensibel und empathisch auf ihre Bedürfnisse eingeht. Es war die Disidentifikation (siehe unten) von ihren biografischen Prägungen, die ihren Blick für neue Perspektiven geweitet hat. Ab dem Moment, in dem Identifikationen beginnen, unserer Entfaltung regelrecht im Weg zu stehen, ist es also wichtig, dass wir uns wieder von ihnen zu befreien lernen.

Ein wichtiges Erkennungszeichen für Identifikationen ist das Phänomen von Wiederholungen. Wenn wir mit unterschiedlichen Menschen immer wieder dasselbe erleben, ist die Wahrscheinlichkeit groß, dass wir unbewusst identifiziert sind.

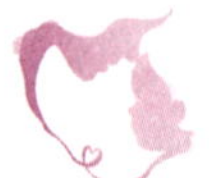

Übung: Deine Identifikationen entdecken

Mach dir in deinem Kinderwunsch-Tagebuch eine Liste mit:

- deinen Identifikationen deiner Kindheit,
- deinen Identifikationen deiner Jugend und Pubertät sowie
- deinen Identifikationen heute.
- Am Ende lies dir diese Listen noch einmal durch, und frag dich:
- Was haben mir meine Identifikationen gegeben?
- Wie haben mich meine Identifikationen eingeschränkt?
- Was hat dazu geführt, die Identifikationen meiner Kindheit und Jugend zu überwinden?
- Was steht mir heute im Weg, meine aktuellen Identifikationen aufzugeben?

Schreib dir alle Gedanken und Assoziationen dazu auf. Das Aufschreiben unseres inneren Erlebens hat drei Effekte:

- Es trägt zu unserer Selbstregulation bei.
- Es unterstützt den Prozess des Erwachens, der Bewusstwerdung unserer selbst.
- Es stärkt unseren Beobachter und unser Ich-Bewusstsein und damit auch unsere Gestaltungsmöglichkeiten im Leben.

Disidentifikation

In dem Moment, in dem unsere Bedürfnisse und Wünsche in der Kindheit nicht gehört werden, werden wir aufgestört, empfinden wir Unstimmigkeit. Dies zu erleben, schafft die erste Voraussetzung, aus der Einheit mit dem »Objekt unserer Begierde«, meistens der Mutter am Beginn unseres Lebens, herauszufallen.

Solange das Kind erlebt, dass die Bezugsperson auf seine Bedürfnisse eingeht, identifiziert es sich mit ihr. Wenn das Kind häufiger enttäuscht wird und nicht bekommt, was es braucht, muss es sich zwangsläufig von dieser Person disidentifizieren. Es geht emotional auf Abstand und lernt, sich zurückzuziehen. Da es aber noch zu abhängig ist, wird es versuchen, seine Bedürfnisse über eine andere Bezugsperson zu erfüllen. Oder es wird anfangen müssen, sich zu verstellen, um irgendwie die Erfüllung seiner Bedürfnisse zu erreichen.

In jeder Biografie gibt es, solange wir noch kein Bewusstsein unserer selbst entwickelt haben, erzwungene Disidentifikationen. Ein Beispiel: Wenn wir in einer Partnerschaft über längere Zeit eine Unstimmigkeit erleben, die sich nicht klären lässt, und wir trotzdem in der Beziehung bleiben, dann kann uns eine überraschende Trennung vonseiten des anderen zu einer Disidentifikation von der Partnerschaft zwingen. Erst das Zulassen unseres Trennungsschmerzes wird uns aus dieser Bindung befreien. Das, was äußerlich als Schicksalsschlag wirkte, kann uns auf der anderen Seite mehr mit der verborgenen Absicht unserer Seele in Kontakt bringen, die sich vielleicht schon länger aus der Partnerschaft trennen wollte. Aber vielleicht haben uns kindliche Ängste davon abgehalten. Je mehr wir jedoch im Einklang mit uns selbst leben, umso mehr werden sich die Dinge im Leben auf stimmige Weise fügen.

In Bezug auf den Kinderwunsch bedeutet eine solche Disidentifikation, dass wir diesen Wunsch als eine Möglichkeit im Leben annehmen können, ohne uns einseitig darauf zu fixieren. Das gelingt uns umso leichter, je mehr Bewusstsein wir darüber entwickeln, welche Veränderungsbedürfnisse im Leben an den Kinderwunsch gekoppelt sind. Wir können uns fragen, wofür der Kinderwunsch ein Symbol sein könnte, zum Beispiel mehr Innigkeit in der Beziehung, Befreiung aus dem Job, den Wunsch, einem Kind all das zu geben, wonach wir selbst uns als Kinder gesehnt haben, und so weiter. Über diese Überlegungen können wir uns von dem Glauben befreien, dass nur ein reales Kind uns in diesem Moment glücklich machen könnte.

Ein disidentifiziertes Bewusstsein ist frei von Inhalten. Es kann in jedem Moment neu entscheiden, was sich jetzt stimmig anfühlt. Das ist die wichtigste Voraussetzung für das Erleben *innerer Freiheit*.

Wenn wir nicht fixiert (identifiziert) sind, kann uns zufallen, was zu uns gehört. Wenn wir hingegen fixiert sind auf bestimmte Vorstellungen und Erwartungen an das Leben, können wir den Weg unserer Bestimmung und den tieferen Sinn in unserem Leben vielleicht gar nicht erst finden.

Bei diesem Gedanken erinnere ich mich an eine Postkarte, die mir die Teilnehmerin eines Kurses zeigte: Darauf war das »Sterntaler-Kind« zu sehen, wie es sein Leinenhemdchen in die falsche Richtung aufhielt. Deshalb konnten keine Sterne als Silbertaler hineinfallen.

Übung: Motive im Kinderwunsch erschließen

Jetzt lade ich dich zu einem Experiment ein, dich selbst liebevoll über deinen Kinderwunsch zu hinterfragen. Die Antworten auf folgende Fragen kannst du wieder in dein KiWu-Tagebuch schreiben:

- Wovon hält dich die Identifikation mit deinem Kinderwunsch ab?
- Wozu treibt dich deine Identifikation mit deinem Kinderwunsch an?
- Was vermeidest du, weil du dich auf deinen Kinderwunsch fixiert hast?
- Was gibt dir die Identifikation mit deinem Kinderwunsch?
- Was nimmt dir die Identifikation mit deinem Kinderwunsch?
- Was wäre das Schlimmste daran, dich von deinem Kinderwunsch zu disidentifizieren?
- Was wäre das Beste daran, dich von deinem Kinderwunsch zu disidentifizieren?

Lies dir alle Antworten immer wieder mal durch. Wenn dir dabei später neue Gedanken dazu kommen, schreib auch diese wieder auf.

Selbstwirksamkeit

Selbstwirksamkeit ist die Erfahrung zu erleben, dass wir das, was wir wollen, auch gestalten können. Der unerfüllte Kinderwunsch bringt uns jedoch genau mit dem Gegenteil in Kontakt. Wir wollen etwas machen oder haben, aber die Erfahrung zeigt uns, dass es nicht gelingt. Es scheint nicht allein in unserer Hand zu liegen, wann der Körper in eine Schwangerschaft einwilligt und wann nicht.

Beispiel zur Selbstwirksamkeit

Ein eindrucksvolles Beispiel dazu erzählte mir eine meiner Klientinnen: »Nachdem ich zwei Jahre lang nicht auf natürlichem Wege schwanger geworden war, entschied ich mich, in ein Kinderwunschzentrum zu gehen und meinem Glück nachzuhelfen. Es war eine sehr unschöne Erfahrung. Der zwischenmenschliche Umgang war sehr nüchtern und distanziert, sodass mir dort jedwede Geborgenheit fehlte.

Da mir verschiedene Freundinnen immer wieder erzählt hatten, in was für einer Liebesnacht ihre Kinder entstanden waren, fühlte ich mich nur noch verlorener angesichts der Tatsache, dass mein Kind mithilfe der Reproduktionsmedizin entstehen sollte. Aber ich wünschte mir so sehr ein Kind, dass ich bereit war, mich darauf einzulassen. Außerdem hatten die Untersuchungen ergeben, dass das Sperma meines Mannes zu langsam sein sollte. Deshalb schien es für mich alternativlos. Ich unterzog mich also allen Untersuchungen und nahm die Unannehmlichkeit in Kauf, Hormone einzunehmen.

Doch jedes Mal, wenn wir zusammen ins KiWu-Zentrum fuhren, rutschte ich emotional selbst in eine Kindrolle. Mein Mann war der Erwachsene, und ich fühlte mich wie ein kleines Mädchen. Ich fühlte mich ohnmächtig, schwach und ausgeliefert. Genau deshalb war es mir total wichtig, dass mein Mann mich begleitete.

Beim vierten Versuch war er allerdings beruflich anderweitig verpflichtet, weshalb er nicht dabei sein konnte. Ich war deswegen zunächst total verzweifelt.

Doch dann ging ein Ruck durch mich hindurch, als ich allein im Zug saß, und ich stellte mich innerlich auf. Ich entschied, dass ich ›heute‹ schwanger werden wollte. Auf einmal fühlte ich mich erwachsen und gar nicht mehr ausgeliefert wie sonst an der Seite meines Mannes. Ich wusste bereits, was mich erwartete, und war zum ersten Mal in einer offenen Empfangsbereitschaft. Ich hatte für mich entschieden: ›Jetzt endlich will ich ein Kind bekommen.‹

Und tatsächlich hat mein Körper mitgespielt, und ich wurde Mutter.«

Dieses Beispiel zeigt, wie wichtig die innere Haltung meiner Klientin war, um ihre Selbstwirksamkeit zu erfahren. Erst als ihr Mann sie einmal nicht begleiten konnte, ging sie als eine erwachsene, selbstbestimmte Frau in die Klinik und wurde auf Anhieb schwanger.

Heiter kommentierte sie in unserer gemeinsamen Rückschau: »Ein Kind kann ja auch noch nicht schwanger werden.«

Wir können an diesem Beispiel sehen, dass die Disidentifikation aus ihrer »Mädchenrolle« die zentrale Voraussetzung war, sich als selbstwirksam zu erleben und am Ziel ihres innigsten Wunsches anzukommen.

Interessant ist auch, dass sich ihr Mann zwei Jahre später von ihr trennte, nachdem er bereits ein Jahr lang eine Außenbeziehung hatte. Könnte es sein, dass etwas im Unbewussten meiner Klientin bereits eine Unvereinbarkeit mit ihrem Mann gespürt hatte, sodass ihr Körper und ihre Seele nicht bereit waren, auf natürlichem Wege von ihm schwanger zu werden?

Eine Frage, die sich alle Paare stellen sollten, lautet deshalb: »Gibt es Unvereinbarkeiten zwischen uns?« Und des Weiteren:

- Falls ja: Sind diese Unvereinbarkeiten zu überwinden?
- Falls nein: Wovon muss ich mich disidentifizieren, um endlich selbstwirksam handeln zu können?

Reflexionsabstand

Der Reflexionsabstand macht einen wichtigen Teil unseres Ich-Bewusstseins aus. Im letzten Beispiel können wir wunderbar sehen, wie meine Klientin erst aus der Rückschau einen Reflexionsabstand zu sich selbst entwickeln konnte, nachdem sich ihr sehnlichster Wunsch erfüllt hatte. Aber von ihr können wir lernen, wie sehr eine Identifikation mit einem abhängigen Kind offensichtlich *keine* Körperchemie herstellt, die eine Schwangerschaft austragen kann.

Frag dich daher an dieser Stelle einmal: »Gibt es Fixierungen oder Identifikationen in mir, die mich davon abhalten, als erwachsene reife Frau fruchtbar zu werden?«

Meine Klientin erkannte sehr richtig: »Ein Kind kann ja auch noch nicht schwanger werden.«

Daher frag dich: »Was, ahne ich, könnte mir im Weg stehen, schwanger zu werden:

- welche Identifikationen,
- welche Fixierungen auf meinen Partner,
- welche Rollenspiele?«

Teilpersönlichkeit

In der Psychosynthese gibt es das Modell der Teilpersönlichkeiten (TPen), das von der Beobachtung ausgeht, dass die menschliche Persönlichkeit bei genauerer Betrachtung ziemlich uneinheitlich ist und oft genug voller Widersprüche steckt. Diese verschiedenen Facetten der Persönlichkeit verstehen wir als relativ eigenständige »Unterpersönlichkeiten« innerhalb der Gesamtpersönlichkeit.

Dabei kann man deutlich unterscheiden zwischen Teilpersönlichkeiten, die *klarer, vertrauter* Teil der Gesamtpersönlichkeit sind, und anderen TPen, die eher unterschwellig, *unbewusst* und *ungewollt (schattenhaft)* ins Leben hereindrängen.

Weiterhin unterscheiden wir zwischen sehr *verzerrenden* TPen, bei denen das psychische Potenzial eher destruktiv und unklar wirkt. Diese wirken eher als Störfeld und werden vom Ich zumeist als belastend erlebt, obwohl in ihnen auch ein *wertvolles Potenzial* steckt, welches aus der Verdrängung erlöst werden will! Andere TPen hingegen scheinen sehr *entwickelt* zu sein, sie wirken wie ein wertvoller Kanal für eine bereichernde Anlage.

Eine Teilpersönlichkeit (TP) ist definiert durch einen sich regelmäßig konstellierenden, eigenständigen Verhaltenskreislauf, der aus einem Konglomerat von spezifischen Gedanken, Überzeugungen, Gefühlen, einer bestimmten Körperhaltung und Gebärdensprache besteht. Sogar die Stimmlage und der Sprachgebrauch können sehr charakteristisch hervortreten. Der Erfahrung nach gehören dazu auch bestimmte Anspannungsmuster der Muskeln ebenso wie eine bestimmte Stoffwechsellage oder gar Körpersymptomatik.

Die Struktur einer TP hat immer auch eine den Lebensweg (mit) gestaltende Dimension. Eine sinnstiftende Dimension darin wird erfahrbar, wenn das Bewusstsein von verzerrenden Identifikationen/Vorstellungen gereinigt ist und die orientierenden Impulse der Teilpsyche wahrgenommen werden können.

In meinem Buch erwähne ich folgende archetypischen, für alle Menschen gültigen TPen, die im Zusammenhang mit dem Kinderwunsch eine Rolle spielen, wobei allerdings im Einzelfall jede TP ihre einzigartige Erscheinungsform hat. Eine wichtige Arbeitshypothese ist, dass jede Teilpersönlichkeit auch im eigenen Inneren einen Gegenspieler hat.

- *Kinderwunsch-Teilpersönlichkeit (KiWu-TP):* Deine KiWu-TP ist die Personifikation deines Kinderwunschs, unabhängig davon, ob dieser vorhanden ist oder abgelehnt wird. Die TP verkörpert und stellt bildhaft deine einzigartige »Verrechnung« deines Kinderwunschs dar.
- *Innerer Verhinderer:* Der Innere Verhinderer hindert uns daran, unsere Ziele so zu erreichen, wie und wann wir es wollen, oder unser volles Potenzial auszuschöpfen. Er kann Ängste, Zweifel oder negative Glaubenssätze repräsentieren und versucht oft, uns vor möglichen Risiken oder Enttäuschungen zu bewahren.
- *Innerer Kritiker:* Der Innere Kritiker kritisiert und bewertet uns. Er gibt uns oft das Gefühl, nicht gut genug zu sein. Er hat häufig

hohe Ansprüche an uns selbst und kann uns daran hindern, uns selbst anzunehmen und uns so zu lieben, wie wir sind.

- *Inneres Kind:* Das Innere Kind steht für unser Bedürfnis nach Liebe, Geborgenheit, sicherer Bindung und spielerischer Kreativität. Es kann uns helle wie auch dunkle Erinnerungen aus der Kindheit ins Bewusstsein bringen oder oft auch unbewusst unser Verhalten und unsere Reaktionen im Erwachsenenalter beeinflussen. (Mehr zum Inneren Kind findest du weiter oben und im folgenden Kapitel.)

Es gibt verschiedene Wege zur Entdeckung unserer Teilpersönlichkeiten. Eine Möglichkeit findest du im Kapitel »Die Entdeckung der KiWu-TP und ihres Inneren Verhinderers – eine Anleitung für deinen Prozess«. Weitere vermittle ich im Rahmen von Psychosynthese-Seminaren und -Ausbildungen.

Höheres Selbst und Ich-Selbst-Achse

Im Höheren Selbst finden wir das Zentrum unserer Persönlichkeit, den »eigentlichen« Kern unseres psychischen Geschehens. Es ist unsere eigentliche Natur, unser Wesen und damit eine selbstregulierende Ganzheit. Es macht sich über seine Inhalte – wie Intuitionen, Impulse, Träume, Weisheit, Liebe und spirituelles Wachstum – bemerkbar. Es hat eine heilende und Gegensätze vereinigende Kraft. Damit schafft es Synthesen.

Der bewusste Zugang zum Höheren Selbst wird innerhalb der Psychosynthese als eine bedeutende Heilungsdimension verstanden. Über die vertikale Achse zwischen Ich-Bewusstsein und Höherem Selbst finden wir Sinn und Bestimmung in unserem Leben. Ausgehend von dieser sogenannten Ich-Selbst-Achse, kann jeder Einzelne sich als einen Teil eines größeren Ganzen, einer größeren Gemeinschaft (eines Kollektivs) erfahren.

DIE EIGENE KINDHEIT UND DEIN KINDERWUNSCH

»So wie die Eltern einst mit uns umgegangen sind, gehen wir später ein Leben lang mit uns selbst um.«[12]

Alice Miller

Unsere Beziehung zu Kindern als Erwachsene steht grundsätzlich in unbewusster Wechselwirkung zu den Erfahrungen der eigenen Kindheit. Einerseits haben wir unsere Eltern in der Beziehung mit uns selbst als ihr Kind erlebt. Andererseits haben wir aber ihren Umgang untereinander wie auch den mehr oder weniger individuellen Umgang mit uns tief verinnerlicht.

In der Tiefenpsychologie unterscheiden wir begrifflich zwischen den realen Eltern und ihren psychologischen Repräsentanzen in uns. Das meint ihre »Fußspuren« in unserer inneren Landschaft.

Infolge dieser Prägung durch die Eltern gehen wir auf eine bestimmte Weise mit uns und mit anderen Menschen um. Trauen wir uns etwas zu oder nicht? Erlauben wir uns etwas oder nicht? Untersagen wir uns manches oder nicht?

Auch auf dieser Basis der eigenen Kindheitserfahrungen entwickeln wir eine entsprechende Beziehung zu Kindern. Deshalb frag dich:

- War das Elternhaus für dich ein sicherer Hafen, in dem es einerseits viel Freude gab, gespielt, gelacht und Feste gefeiert wurden?
- Gab es gleichzeitig ausreichend viel Raum für die Entfaltung und Förderung deiner eigenen Interessen?
- Fühltest du dich wegen deines Wesens gesehen und geliebt?

Wenn du diese Fragen bejahen kannst, dann konntest du eine sichere Bindung verinnerlichen, und die Wahrscheinlichkeit ist groß, dass du eine natürliche Beziehung zu Gemeinschaft, Familie und Bindung entwickeln konntest. Kinder sind für dich dann ein natürlicher Teil des Lebens und gehören einfach dazu. Infolgedessen hast du auch einen ganz natürlichen Kinderwunsch, der sich in der Regel mühelos verwirklicht.

ZWEI STRATEGIEN BEI EINER PROBLEMATISCHEN KINDHEIT

War die Kindheit jedoch geprägt von Konflikten zwischen Eltern und Kindern, von Aggression, vielleicht sogar Gewalt, Streit mit den Geschwistern, Trennung, neuen Partnern der Eltern und neuen »Geschwistern« überlagert? Oder war sie geprägt von Vernachlässigung, Einsamkeit, Schwere und Traurigkeit? Dann liegt der Verdacht nahe, dass wir möglicherweise daraus ein Entwicklungstrauma davongetragen und demzufolge eine unsichere Bindung verinnerlicht haben.[13] Auf diesem Fundament ist unsere Beziehung zu Kindern im Erwachsenenalter oft beeinträchtigt.

Meistens gibt es zwei Varianten, wie eine schwierige Kindheit im Hinblick auf potenzielle eigene Kinder »verrechnet« wird:

1. Eine Möglichkeit ist die *Vermeidungsstrategie:* Wir gehen einer verbindlichen Partnerschaft mit Kindern aus dem Weg, weil sie wieder schmerzlich scheitern könnte wie bereits bei den eigenen Eltern. Wir wollen keine Kinder dieser Gefahr aussetzen und verzichten deshalb lieber auf sie. Oder wir lehnen es sogar regelrecht ab, Kinder haben zu wollen. Das wird nur dann schwierig, wenn der Partner das anders sieht. Solltest du einen Partner oder eine Partnerin haben, der/die keine Kinder haben will, wäre es hilfreich, im gemeinsamen Dialog ein tieferes Verständnis über die Ursachen zu entwickeln. Du könntest zum Beispiel die Frage stellen: »Was fürchtest du, welches Bedürfnis zu kurz käme, wenn wir ein Kind hätten?«
2. Eine andere Variante ist die *Kompensation:* Wir erheben den Anspruch an uns selbst, es besser machen zu wollen als die eigenen Eltern, indem wir versuchen, deren Defizite auszugleichen. Vor diesem Hintergrund »brauchen« wir dann Kinder. Dabei besteht die Gefahr, dass wir eigene unerfüllte Wünsche der Kindheit auf unsere eigenen/realen Kinder projizieren. In der Folge geben wir unseren Kindern das, was wir eigentlich selbst als Kinder gebraucht hätten.[14] Der Preis dafür: Unsere Kinder laufen Gefahr, in ihren wirklichen Bedürfnissen von uns nicht in ihrer Einzigartigkeit erkannt zu werden.

Durch die zunehmende Bewusstwerdung können beide Varianten überwachsen werden, indem wir lernen, unsere kindlichen Bedürfnisse selbst »zu beeltern«. In der Umsetzung bedeutet das: Wir müssen nicht länger darauf warten, dass beispielsweise ein Partner die Funktion von »Ersatzeltern« bekommt und uns das geben soll, was unsere Eltern uns zu wenig gegeben haben. Sondern wir können lernen, uns selbst eine gute Mutter, ein guter Vater oder beides zu werden.[15] Damit befreien wir uns auch von der Gefahr zu erwarten, dass uns ein mögliches Kind diese Liebe geben sollte, die wir einst zu wenig erfahren haben.

Es gibt zwei Lebensbereiche, in denen sich unsere kindlichen Wünsche entfalten können. Im Bereich der Kreativität können wir anfangen, Dinge zu tun, die wir schon immer gern tun wollten, zum Beispiel ein Musikinstrument spielen lernen, malen, schreiben oder neue Hobbys entwickeln, die zu pflegen wir uns nie gegönnt haben. Und auf der emotionalen und körperlichen Ebene können wir lernen, endlich unsere eigenen authentischen Gefühle und Bedürfnisse wahrzunehmen und auszudrücken.

GLAUBENSSÄTZE: VON DER FREMD- ZUR SELBSTBESTIMMUNG

Durch unsere frühen Prägungen in der Kindheit und die Sozialisierung vom Kindergarten bis in den Beruf bildet sich im Laufe unserer Entwicklung ein System von Glaubenssätzen in uns, das unserer Orientierung in der Welt dient.

Die tägliche therapeutische Arbeit zeigt jedoch, dass viele dieser unbewussten Glaubenssätze im Erwachsenenleben nicht mehr der Realität dienlich sind. Im Gegenteil verschleiern sie oft sogar unsere Wahrnehmung und lassen die Wirklichkeit unserer zwischenmenschlichen Beziehungen in einem verzerrten Licht erscheinen.

Gerade im Zusammenhang mit allen Themen rund um die Partnerschaft und den Kinderwunsch werden diese Glaubenssätze sogar häufig zu einer steuernden Macht im Untergrund. Die Folge sind viele Fehleinschätzungen und Überforderungen, die sich negativ auf unsere Herzenswünsche auswirken.

Um zu einer angemessenen Einschätzung der eigenen Glaubenssätze zu kommen, lohnt es sich sehr, sie einer Überprüfung zu unterziehen. Denn tatsächlich halten viele Menschen ihre Glaubenssätze für ihre eigenen beziehungsweise für objektive Einschätzungen. Bei genauerer Betrachtung stellt sich dann aber oft heraus, dass sie entweder das Resultat negativer Erfahrungen in der Kindheit sind oder unhinterfragt von den eigenen Eltern übernommen wurden.

Als Erwachsene müssen wir lernen, uns unser eigenes Wertesystem aufzubauen, das unseren eigenen Wünschen und Neigungen im Leben entspricht.

Das wichtigste Instrument in der Gestaltung eines tragenden eigenen Wertesystems ist in meiner Arbeit besagter Dialog des erwachsenen Ichs mit dem Inneren Kind. Das Innere Kind als ein Abbild meiner Seele und meines gesamten Potenzials wird mich immer darin bestärken, den Impulsen zu folgen, die auf der Spur meiner Bestimmung liegen. Wann immer wir Zweifel an eigenen Handlungsimpulsen hegen, können wir uns bei unserem Inneren Kind eine Bestätigung einholen. So wird es leicht möglich, immer mehr Sicherheit im eigenen Inneren zu finden und eine immer stärker werdende Erwachsenenidentität zu entwickeln.

Hier ist die zentrale Schnittstelle für unser Glück in unserem Leben: Erwachsen zu werden, heißt auch, die Verantwortung für das eigene Leben zu übernehmen. Deshalb hilft es allen Menschen, die einen bisher unerfüllten Kinderwunsch haben, sich einmal zu fragen, ob sie selbst eigentlich schon wirklich erwachsen geworden sind, indem sie gelernt haben, ihre eigenen seelischen und körperlichen Bedürfnisse ernst zu nehmen.

Deshalb könntest du an dieser Stelle einmal deinen eigenen Kinderwunsch hinterfragen, um herauszufinden, *wer in dir* eigentlich diesen Kinderwunsch hat:

- Wünschst du dir ein Kind, um ihm dann endlich alles zu erlauben und zu geben, was dir in der Kindheit untersagt oder verwehrt wurde? Träumst du davon, ihm endlich all das zu geben, was du selbst bei deinen Eltern entbehren musstest?
- Oder wünschst du dir ein Kind, um endlich ein Kind in Freiheit aufwachsen zu lassen, weil du dich früher gegenüber deinen eigenen Eltern selbst so schmerzlich ausgeliefert fühltest?

Da, wo sich der Wunsch nach einem eigenen Kind nicht einfach nur mühe- und komplikationslos erfüllt, sondern viele Hürden daran geknüpft sind, genau da lohnt es sich, sehr genau hinzuschauen und unsere unbewussten Glaubenssätze zu erforschen.

Sehr häufig kann ich tatsächlich beobachten, dass die Verhinderung des Kinderwunschs mit einer unbewussten Identifikation mit einem der beiden Elternteile zusammenhängt. Und umgekehrt kommt die Sehnsucht nach einem Kind oft aus den Defiziten eines eigenen sich im Mangel fühlenden Inneren Kindes.

Hier folgen nun beispielhaft einige verhindernde Botschaften, die Klientinnen mit unerfülltem Kinderwunsch von ihren Eltern gehört haben:

- Kinder sind eine Strafe Gottes.
- Wenn du ein Kind bekommst, ist dein eigenes Leben vorbei.
- Kinder machen nur Arbeit und kosten viel Geld.
- Wegen dir geht es mir so schlecht.
- Ich wollte sowieso nie Kinder.
- Ich wollte lieber einen Jungen als ein Mädchen.
- Männer wollen immer nur das Eine.
- Bring mir bloß kein Kind mit nach Hause!
- Die schlimmsten Schmerzen, die ich jemals hatte, waren bei der Geburt. Das will ich nie wieder erleben.

Frag dich an dieser Stelle: »Welche Sätze habe ich in meiner Kindheit von meinen Eltern gehört, die mir ein kritisches Bild von Elternschaft, Kindern, Sexualität, Schwangerschaft und Geburt vermittelt haben?« Und lass die aufkommenden Assoziationen und inneren Bilder eine Weile auf dich wirken.

DIALOGISCHE ACHTSAMKEIT MIT DEM INNEREN KIND

Eine Beziehung zu deinem Inneren Kind aufzubauen, ist ein fruchtbarer therapeutischer Prozess, der zu mehr Selbstliebe führt. Folgende Übung zeigt dir, wie du in einen solchen Dialog einsteigen kannst. Alles, was du dabei beobachtest, kannst du gerne wieder in dein KiWu-Tagebuch eintragen.

Übung zur ersten Begegnung mit deinem Inneren Kind

Ein sehr hilfreicher Einstieg in die Innere-Kind-Arbeit ist ein Fotoalbum aus deiner frühesten Kindheit, am besten seit der Geburt. Ja, sogar ein einzelnes Kinderfoto von dir als Neugeborenem oder schon ein Erinnerungsbild an ein Foto sind ausreichend, um dein kreatives Unbewusstes zu stimulieren, die Gefühle und Bedürfnisse deines neugeborenen Inneren Kindes zu wecken.
Schau dir einfach dieses eine Bild an, und tauche ganz tief in die Ausstrahlung und die Energie des Kindes ein. Bewerte das Kind nicht, sondern erlaube dir, spontan alle Gefühle zuzulassen, die durch dieses Bild in dir aufsteigen wollen. Achte gleichzeitig darauf, welche Empfindungen in deinem Körper lebendig werden.
Dann schließe irgendwann die Augen, wenn es sich für dich stimmig

anfühlt und du dir einen ausreichenden Eindruck von diesem Kind gemacht hast.
Stell dir jetzt vor, dass du dieses Kind vor deinem geistigen Auge sehen kannst, losgelöst von dem Foto. Dabei ist es normal, dass sich das Bild im Inneren verändern kann. Erlaube dir, dich der spontanen Dynamik anzuvertrauen. Sei einfach neugierig auf mögliche Veränderungen, und beobachte, was du im Inneren erlebst.
Dann stell dir vor, dich nun selbst diesem Kind zuzuwenden. Wenn du magst, kannst du dich auf das Kind zubewegen und mit ihm in Kontakt treten. Spüre es, und stimme dich auf dieses Kind ein. Lass dich von dem Kind emotional berühren.
Wenn du länger mit diesem Baby innerlich in Kontakt bist, kannst du dir auch vorstellen, ihm einmal in die Augen zu schauen. Die Augen sind ja »das Fenster zur Seele« ...
Spüre den Kontakt zu deinem Baby im inneren Bild:

- Und wenn du einen Impuls spürst, das Baby auf deinen Arm nehmen zu wollen, dann tu das ...
- Wenn du den Impuls hast, dem Baby etwas sagen zu wollen, dann sprich zu ihm ... spontan, liebevoll, auf es bezogen ...
- Drück dem Baby gegenüber deine Gefühle aus, wie es dich berührt, es jetzt zum ersten Mal auf deinem Arm zu haben ...
- Vielleicht antwortet es dir ja auch ...
- Stell dir vor, dass das Baby im Inneren schon sprechen könnte, und ermutige es einmal, dir alle seine Gefühle auszudrücken ... wie es ihm jetzt damit geht, dass du es jetzt auf deinem Arm hältst ...
- Frag es: »Was willst du jetzt?«
- Weiter: »Was brauchst du wirklich?«
- »Was kannst du zu meinem Leben beitragen?«
- »Wie kannst du mein Leben einschränken, wenn ich nicht genug für dich da bin?«
- Und zum Schluss: »Was brauchst du jetzt von mir?«

Dieser innere Dialog, in dem du mit deinem Inneren Kind sprichst, so wie du das vielleicht auch mit einem wirklichen Kind tun würdest, ermöglicht es dir, eine Beziehung zwischen deinem Bewusstsein und deinen Gefühlen herzustellen.

An der Stelle will ich gern auch wieder ein Beispiel dafür anführen, und zwar von einer 55-jährigen Klientin, Lucia, die aus der Rückschau verstehen lernt, warum ihre Partnerschaft gescheitert und die Erfüllung ihres Kinderwunschs offengeblieben ist. Die Trostlosigkeit ihrer Kindheit setzt sich später in ihrem eigenen Umgang mit sich selbst fort, der sich wohl kaum anschaulicher als in dem weiter unten wiedergegebenen Briefwechsel zwischen dem Erwachsenen-Ich und ihrem Inneren Kind widerspiegeln könnte.

Das Erwachen ihres Ichs ermöglichte es ihr, endlich eine Einfühlung in ihr Inneres Kind und damit für ihre eigenen tiefsten Gefühle zu entwickeln.

Der Kontakt mit dem Inneren Kind

Im Folgenden lasse ich dich Einblick nehmen in unseren gemeinsamen therapeutischen Prozess.

Ich: »Was spürst du im Körper?«
Lucia: »Unruhe und Nervosität. Viele Fragen im Inneren: ›Was soll ich denn tun? Vielleicht mal eine Leidenschaft entdecken?‹«
Ich: »Stell dir doch einmal vor, dass du die kleine Lucia, dein Inneres Kind, sehen könntest.«
Lucia: »Ich sehe meine Mutter, wie sie heulend am Fenster steht. Der Papa hat sie geschlagen. Ich wollte meine Mutter immer beschützen. Ich habe gehört, wie meine Mutter im Schlafzimmer ›*Nein!*‹ geschrien hat. Ich bin dann ins Schlafzimmer gegangen und habe sie an der

Hand genommen und rausgeholt. Aber ich weiß nicht, wie ich mich da fühle. Jetzt spüre ich eine Traurigkeit. Meine Eltern haben sich getrennt, als ich zehn Jahre alt war.«

Ich: »Was würdest du für dieses Mädchen empfinden, wenn du diese Szene auf einer Theaterbühne sähest?«

Lucia: »Dann würde mir dieses Mädchen sehr leidtun. Ich habe mich schon mit fünf Jahren zwischen die Eltern im Streit geworfen. Und es gab noch andere schlimme Szenen mit sieben, acht, neun Jahren. Als ich zehn war, arbeitete die Mutter in einer Fabrik. Dann ging es uns finanziell wieder etwas besser.

Ab da kam Vater immer wieder. Er hatte stets etwas zu meckern und zu motzen. Meine Mutter hat sich das immer angehört, statt das zu unterbinden. Eigentlich hat meine Mutter meinen Vater gehasst. Ich habe nie verstanden, warum sie ihn geheiratet hat. Der erste Mann war verunglückt. Und dann wollte sie so schnell wie möglich wieder einen Mann.«

Ich: »Was spürst du jetzt im Körper?«

Lucia: »Ich bin ganz aufgewühlt und habe schwitzige Hände und Füße.«

Ich: »Wie wäre es für dich, wenn du dich heute der kleinen Lucia zuwenden würdest?«

Im ersten Moment hatte ich Mitgefühl. Damit kann ich aber gar nicht arbeiten. Meine Arbeitshypothese: Lucia ist unbewusst mit ihrer verinnerlichten Mutter identifiziert, dem sogenannten *Mutter-Introjekt* (siehe das Kapitel »Kleines psychologisches Wording«), und völlig hilflos, sich der kleinen Lucia zuzuwenden. Dann hat sie noch eine Erinnerung an ihre Schwester:

Lucia: »Als sie 16 war, ist ihr erster Freund verunglückt. Niemand konnte sie trösten. Wir waren alle völlig hilflos. Ich habe den Arzt angerufen und gesagt, dass sich meine Schwester gar nicht beruhigt und eine Pille braucht.

Ich kriege es auch nicht hin, mich selbst zu beruhigen, und ich schaffe es nicht, mich der kleinen Lucia zuzuwenden. Abends versuche ich im Bett, mit ihr einen Kontakt herzustellen. Aber es ist schwer.
Mein Vater war gar nicht für mich da. Meine Mutter war zu hilflos. Eigentlich hatte ich gar keine Eltern.«

Beispiel: Ein Briefwechsel mit dem Inneren Kind

Im Rahmen des Inneren-Kind-Kurses konnte sich Lucia mit ihrem Inneren Kind identifizieren und die Not des Mädchens spüren. Diese Gefühle formulierte sie in einem Brief an ihr erwachsenes Ich:

Liebe Lucia,

warum fällt es dir so schwer, mich anzunehmen, wie ich bin? Weshalb genüge ich dir nicht? Weshalb gibst du mir immer das Gefühl, zu dumm, zu dick, unfähig, zu langweilig, zu hässlich und so weiter zu sein? Du lässt kaum ein gutes Haar an mir! Was habe ich mir zuschulden kommen lassen, dass du mich so ablehnst?
Es wäre schön, wenn du mir endlich das Gefühl geben könntest, gut genug für dich zu sein. Damit ich Vertrauen in das Leben haben kann. Vertrauen darauf, dass ich die richtigen Entscheidungen treffe. Vertrauen darauf, dass ich die richtigen Menschen in mein Leben lasse. Lass mich doch leben, weise mich nicht immer in meine Schranken, halt mir nicht immer meine Fehler vor. Lass mich doch weinen oder traurig sein, wenn mir danach ist.
Stärke mich, wenn ich mich schwach fühle. Tröste mich, wenn ich traurig bin. Leiste mir Gesellschaft, wenn ich allein bin. Nimm dir öfter mal Zeit für mich. Beschütze mich, wenn ich verletzt werde, und hab mich doch einfach mal lieb. Das ist alles, worum ich dich hier bitte.

Dein Inneres Kind

Erst jetzt wacht Lucia auf und merkt, dass sie selbst mit ihrem Inneren Kind heute auch nicht besser umgeht als ihre Eltern einst mit ihr. Während sie erwacht, gelingt es ihr, empathisch auf ihr Inneres Kind einzugehen. Und so lautet der Antwortbrief des Erwachsenen-Ichs an das Innere Kind:

Liebes Inneres Kind,

es macht mich sehr traurig, was du mir schreibst. Es war mir alles nicht so bewusst, dass ich dir damit derart schade. Ich werde mir in Zukunft Mühe geben, dich zu unterstützen, zu beschützen und zu fördern. Ich werde dich künftig weniger kritisieren und versuchen, dich so anzunehmen, wie du bist, damit du die Sicherheit hast, deinen Weg zu gehen und neue Erfahrungen und Erkenntnisse zu sammeln. Ich werde bei dir sein und dir mehr Aufmerksamkeit schenken und zuhören, wenn es ein Problem gibt. Ich werde dir erlauben, Fehler zu machen und daraus zu lernen. Ich kümmere mich um dich und werde es nicht mehr zulassen, dass du schlecht behandelt wirst. Und ich werde auch nicht mehr auf die anderen hören, die mir weismachen wollen, dass du nicht gut genug für sie bist.
Ich werde dir nicht versprechen können, immer alles richtig zu machen. Aber ich kann dir versprechen, dass ich mir in Zukunft mehr Mühe geben werde.

In Liebe, Lucia

Nach diesem Briefwechsel gelingt es Lucia, ihr Inneres Kind in der Fantasie auf den Schoß zu nehmen und es einfach lieb zu halten, so wie es sich das Kind gewünscht hatte. Darüber kann die erwachsene Lucia sich in ihrem Körper tief entspannen. Der Atemfluss beruhigt sich, ihre Hände werden wieder trocken und warm.

Meine These ist, dass sich der Kinderwunsch bei Menschen erst dann erfüllen kann, wenn wir innerlich eine tiefe Verbundenheit spüren und auch zulassen können. Am Beispiel von Lucia wird deutlich, wie auch die Distanz zu sich selbst kein Kind in ihr Leben kommen lassen kann. Stattdessen hat sie sich zwei Hunde angeschafft, denen ihre ganze »mütterliche« Fürsorge zuteilwird.

Es tut Lucia sehr gut, durch unsere Therapie mit ihrem Inneren Kind in Kontakt gekommen zu sein, weil sie jetzt erkennen kann, wie viel Bedürftigkeit sie unterbewusst verspürte.

»Wahrscheinlich«, sagt sie am Ende unserer Zusammenarbeit, »hätte mich ein reales Kind hoffnungslos überfordert.«

Mit den beiden Hunden und der Verbindung zu ihrem Inneren Kind fühlt sie sich jetzt jedoch versöhnt mit der Tatsache, kein eigenes Kind bekommen zu haben.

SELBSTLIEBE ODER DIE BEZIEHUNG ZUM EIGENEN INNEREN KIND

»Es ist genauso viel Abstand zwischen uns und den anderen wie zwischen uns und uns selbst.«[16]

Michel de Montaigne

In meiner psychotherapeutischen Praxis ist das Bild des Inneren Kindes und seiner Beziehung zum Erwachsenen-Ich geradezu eine Art *Diagnostikum* für die Qualität der Selbstliebe, die ein Mensch für sich selbst empfindet. Analog dazu bedeutet das Zitat von Michel de Montaigne auch, dass ein Mensch, der nicht mit sich selbst emotional verbunden ist, dies auch nicht im Kontakt mit anderen Menschen erfährt.

Wie sich das etwa auf die Erfüllung oder Nichterfüllung des Kinderwunschs auswirken kann, will ich an drei weiteren Beispielen zeigen.

Beispiel für die Auflösung eines Kinderwunschs

Die Klientin mit unerfülltem Kinderwunsch im ersten Fall war 40 Jahre alt und beruflich sehr engagiert. Sie war ein halbes Jahr in einer neuen Beziehung mit einem Mann, der sie sehr liebte. Und sie fühlte sich von ihm so geliebt wie nie zuvor. Da er aber keine Kinder haben wollte – das hatten sie bereits in Woche zwei der Beziehung thematisiert –, weil er die Verantwortung davor scheute, trennte sie sich wieder von ihm.

Als ich sie einlade, die Augen zu schließen und sich ihr Inneres Kind vorzustellen, ist es ihr trotz verschiedenster Bemühungen meinerseits nicht möglich, mit ihrem Inneren Kind in Kontakt zu kommen. Sie kann sich weder an ein Bild von sich als Kind erinnern noch ein Gefühl zu dem Kind aufbauen.

Stattdessen kommt sie innerlich in Kontakt mit der tiefen Sehnsucht nach einer intensiven Beziehung mit ihrem Freund. Die Fokussierung auf die kürzlich beendete Partnerschaft führt dazu, dass ihr Kinderwunsch an Gewicht verliert. Stattdessen empfindet sie ein großes Verlangen, doch mit ihm eine stabile und verlässliche Beziehung aufzubauen.

In unserer zweiten Sitzung vier Wochen später berichtet die Klientin mir, dass sie die Beziehung zu ihrem Freund wieder aufgenommen habe. Darüber ist sie sehr glücklich. Sie spürt, dass sie zuvor die Sehnsucht nach Innigkeit und Nähe auf ein Kind projiziert hatte. Inzwischen ist ihr bewusst geworden, dass ihr ihre Partnerschaft und ihr Beruf wichtiger sind als ein Kind. Denn wenn sie ein Kind hätte, könnte sie erst einmal nicht mehr arbeiten oder nur unter erschwerten Bedingungen.

Im Gegenzug konnte ihr Freund in der Zwischenzeit seine Angst vor der Verantwortung einer Vaterschaft überwinden. Er hatte sich auf meinen Übungszyklus zur Polarität von Kinderwunsch-Teilpersönlichkeit und Innerem Verhinderer eingelassen, den ich dem Paar zur Verfügung gestellt hatte, und sich mit dem Thema intensiv auseinandergesetzt (siehe »Die Entdeckung der KiWu-TP und ihres Inneren Verhinderers - eine Anleitung für deinen Prozess«). Seine Freundin hatte ihn dabei sehr liebevoll unterstützt.

Dadurch erkannte er für sich, dass die Wurzel für seine Ablehnung einer Vaterschaft in seiner eigenen Kindheit begründet lag. Infolgedessen hatte er seine schlechten Erfahrungen mit seinem Vater unbewusst auf eine potenzielle eigene Vaterschaft projiziert. Als er sich aber bewusst dem kleinen Jungen im Inneren zuwandte, der er selbst einmal war, konnte er eine heilsame Beziehung zu ihm aufbauen. Auf diese Weise war er in der Lage, seine Ängste zu überwinden, und fand in seinem eigenen Inneren Kind eine Ermutigung. Denn es traute ihm eine Vaterschaft zu, nachdem er gelernt hatte, auf dessen Bedürfnisse einzugehen. Schließlich fand er eine ent-

spannte Haltung zu dem Kinderwunsch seiner Freundin: »Wenn es passiert, ist es okay. Und wenn nicht, ist es auch okay.«
Auf beiden Seiten war der Druck raus, und das Liebespaar konzentriert sich seitdem auf den Aufbau einer erfüllenden Partnerschaft.
Bei beiden war die Auseinandersetzung mit dem Kinderwunsch und seinem unbewussten Gegenpol, dem Inneren Verhinderer, ein wichtiger Katalysator dafür herauszufinden, worum es ihnen im aktuellen Lebensabschnitt wirklich ging. Die neue Gelassenheit meines Klienten hatte allerdings etwas Verwirrendes für seine Partnerin. Denn dadurch war sie auf sich selbst zurückgeworfen und konnte die Verhinderung der Erfüllung ihres Kinderwunschs nicht mehr auf ihn projizieren. Durch die *Rücknahme ihrer Projektion* entdeckte sie auf einmal Zweifel in sich. Denn wie sich bereits in der ersten Sitzung zeigte, bedeutete ihr die berufliche Entfaltung, von der sie schon seit ihrem zehnten Lebensjahr träumte, mehr als eine Mutterschaft. Diese, erkannte sie in der Therapie, wäre eher ein Hindernis in ihrem Leben. Aber das ist ein anderes Thema ...

Beispiel für die Erfüllung des Kinderwunschs

Sonja, die Klientin des zweiten Beispiels, kommt auf ein siebentägiges Seminar zu mir. Sie ist 36 Jahre alt und hat drei Beziehungen hinter sich, in denen sie ihren Kinderwunsch immer thematisiert hatte. Aber bisher wollte er sich nicht erfüllen.
In ihrer aktuellen Beziehung ist sie wieder mit einem Partner zusammen, der bereits aus einer früheren Verbindung einen zwölfjährigen Sohn hat. Er gibt sich zögerlich gegenüber der Vorstellung eines weiteren Kindes. Sie selbst fühlt sich hin- und hergerissen zwischen Gehen und In-der-Partnerschaft-Bleiben.
Auf dem Seminar geht es sieben Tage lang darum, die Prägungen der eigenen Kindheit noch einmal zu erleben, um sie bewusst zu machen. Daraus ergibt sich die Erkenntnis, was einerseits wertvoll und hilfreich

war. Andererseits will manches aus dem eigenen Leben auch verabschiedet werden.

Der Aufbau einer Beziehung zum eigenen Inneren Kind ist wie gesagt ein wichtiger Zwischenschritt auf dem Weg zur Befreiung von verinnerlichten Elternstimmen, die uns oft auch im Erwachsenenalter noch dirigieren wollen, wie wir unser Leben gestalten sollen.

Aus der Rückschau berichtet mir meine Klientin, dass sie die »Geburt ihres Inneren Kindes«, den Moment, als sie zum ersten Mal mit ihm in Kontakt kam, als einen heiligen Moment erfahren habe. Noch nie habe sie eine solche Innigkeit, Nähe und Mitgefühl mit sich selbst erlebt. Dieses Gefühl drückte sie auch in einem Bild aus, in dem sie alles in Rosa hüllte, was, wie sie gestand, ansonsten »überhaupt nicht ihre Farbe« war. Diese Zartheit und innere Verbundenheit kann sie auch die nächsten Tage während des Seminars halten.

Sie folgt meiner Empfehlung zur Vertiefung der Wirkung des Seminars, zwei Tage länger am Ort zu bleiben, bevor sie zurück nach Hause fährt. Noch auf der Rückfahrt ist sie voller Trennungsfantasien, weil sie spürt, dass sie diese Nähe mit ihrem Freund gar nicht teilen könnte.

Doch es kommt anders. Ihr Freund nimmt die neue Qualität ihres Gespürs und mehr Introversion an ihr wahr und scheint ganz verzückt von ihr zu sein. Als sie abends im Bett liegen, ergreift er seit langer Zeit zum ersten Mal wieder die Initiative. Meine Klientin will sich erst gar nicht darauf einlassen. Doch dann lässt sie es doch zu. Sie ist auch begeistert von seiner Art, auf sie einzugehen, und sie haben die schönste Liebesnacht, die es jemals für sie gab.

Genau in dieser Nacht wurde sie völlig überraschend und unerwartet schwanger. Im Nachhinein erzählt sie mir, sie habe bereits da eine solche Ahnung gehabt.

Beispiel für eine dritte Schwangerschaft nach Fehlgeburt

Eine fast identische Geschichte erlebe ich drei Monate später. Eine Frau, die bereits ein Kind hatte, erlitt eine Fehlgeburt mit ihrem zweiten Kind. Da sie unbedingt ein weiteres haben wollte, kam sie über Empfehlungen zu mir zum nächsten Inneren-Kind-Seminar.

Sie sucht keinen Kontakt zu mir. Sie ist eine stille, eher unauffällige Kursteilnehmerin, die den Anleitungen zu allen Übungen folgt und mit großer Zufriedenheit wieder in ihren Alltag zurückkehrt.

Als ich die Seminargruppe zwei Monate später zu mir nach Köln einlade, trifft diese Kursteilnehmerin absichtlich eine halbe Stunde früher bei mir ein, um mir persönlich mitzuteilen, dass auch sie in der ersten Nacht nach dem Seminar zu Hause von ihrem Mann schwanger geworden sei. Ich hatte die Geschichte der anderen glücklichen Kinderwunscherfüllung am ersten Seminarabend erzählt, weil es mich selbst so berührt hatte.

Meine Kursteilnehmerin berichtet, dass sie während des Seminars in einen so tiefen Kontakt mit sich selbst gekommen sei, dass sie darüber mit ihrer Fehlgeburt auch Frieden gefunden und auch ihre Ängste vor einem erneuten Abortus überwunden habe. Die große Nähe zu ihrem Inneren Kind und die Befreiung von der dunklen Macht ihrer verinnerlichten Elternstimmen, die immer voller Zweifel, Bedenken und Sorgen waren, haben ihr das Vertrauen geschenkt, dass, wenn sie sich ihrem Wunsch nur ganz hingeben würde, es jetzt auch mit einem zweiten Kind klappen könnte. Allerdings war es auch für sie frappierend, wie schnell dieser innere Umschlag dann tatsächlich passierte.

Die Bedeutung der Beziehung zum Inneren Kind wirft im Zusammenhang mit dem unerfüllten Kinderwunsch diverse Fragen auf:

- Könnte es sein, dass dieser innere Abstand zu unseren eigenen Gefühlen die Erfüllung des Kinderwunschs unterbindet und verhindert?

- Könnte es sein, dass der Kontakt und der Dialog mit dem eigenen Inneren Kind auf natürliche Weise ein hormonelles Gleichgewicht erzeugt, das wir selbst bewusst und aktiv gestalten können?
- Könnte es sein, dass die eigene Nähe zu uns selbst das Fundament für eine fruchtbare Körperchemie ist, die eine Schwangerschaft erst ermöglicht?

Nur zu gern würde ich all das, was ich in der therapeutischen Arbeit mit meinen Klienten regelmäßig erlebe, auch wissenschaftlich untermauern. Dafür hatte ich im Rahmen dieses Buchprojekts zwölf Kinderwunschkliniken angeschrieben und meine Kooperation angeboten. Doch leider hat nicht eine einzige auf meine Anfrage auch nur geantwortet. Ich bin sehr daran interessiert, Paare auf dem Weg zur Erfüllung ihres sehnlichsten Wunschs zu unterstützen. Allerdings wäre das sehr viel leichter, wenn die Reproduktionsmedizin sich an dieser Stelle mehr einer interdisziplinären Zusammenarbeit öffnete. Dafür reicht es nicht, wenn es eine Psychologin in der Klinik gibt. Sondern es wäre wichtig, dass es zusätzliche psychotherapeutische Angebote gäbe, die auch nachweislich wirksam sind.

Eine Studie der Harvard Medical School jedoch hat an Tausenden von Frauen nachgewiesen, dass die Wahrscheinlichkeit, schwanger zu werden, doppelt so hoch ist, wenn man zusätzlich zur Kinderwunschbehandlung Body-Mind-Programme durchläuft.[17]

Im Nachgang eines Fernsehinterviews mit mir über den unerfüllten Kinderwunsch bekam ich von der Journalistin eine Empfehlung zu einer weiteren Klinik. Der Leiter dieser Klinik schrieb mir immerhin, dass für solche Forschungen keine Gelder bereitstünden. Und für eine Studie müsste ich mit 100 Patientinnen, die ich selbst zusammenbringen müsste, mein siebentägiges Seminar gratis durchführen.

Die fehlende interdisziplinäre Zusammenarbeit im Kontext des unerfüllten Kinderwunschs scheint mir nicht im Interesse der Betroffenen zu sein. Umso erfreulicher ist es, dass von der Bundesregierung inzwischen Fördergelder bereitgestellt werden für den Aufbau eines Kompetenzzentrums Kinderwunsch.[18]

Nun aber zurück zur *Selbstliebe*. Denn meine Erfahrung mit unterschiedlichsten Klientinnen ist ja die, dass die Verbindung zu sich selbst ein ganz zentraler Schlüssel zum Wunschkind zu sein scheint.

Sicherlich ist es schwer, Selbstliebe zu bemessen. Aber innere Bilder sprechen eine eindeutige Sprache und geben eine emotionale Sicherheit, die sehr vielen Frauen mit unerfülltem Kinderwunsch fehlt.

In allen Ratgebern rund um das Thema »Unerfüllter Kinderwunsch« können wir lesen, dass die Erfüllung dieses Wunschs gleichermaßen auf natürlichem wie auch reproduktionsmedizinischem Weg ein Wunder und ein Rätsel bleibt.[19]

Meine Beobachtung ist, dass wir die psychische Dimension des Menschen dafür mehr in den Blick nehmen müssen. Wenn sich wissenschaftlich beobachten ließe, welchen Einfluss die psychotherapeutische Arbeit – und dabei insbesondere die Innere-Kind-Psychologie – auf die Hormone hat, könnte man den Paaren mit unerfülltem Kinderwunsch wahrscheinlich sehr viel Leid ersparen.

Es folgen nun zwei weitere Beispiele dafür, wie sich unsere Gefühle im Bild des Inneren Kindes spiegeln können.

Beispiel für die Trennung von den eigenen Gefühlen

Eine Klientin mit Liebeskummer kommt zu mir in die Praxis. Ihr verletzter Teil spiegelt sich in folgendem inneren Bild wider.

Ein kleines Mädchen, das, mit dem Rücken zur Betrachterin gewandt, weinend in einer Ecke sitzt, deutet mit empirischer Gewissheit darauf hin, dass sie von ihrer eigenen Traurigkeit abgeschnitten ist.

Das kann Unterschiedliches bedeuten: Entweder ist sie sich ihrer Gefühle nicht bewusst, oder sie verdrängt sie, weil sie den Schmerz der Trennung nicht spüren will. Vielleicht wehrt sie sich sogar dagegen.

Das spontane Bild des Inneren Kindes zeigt uns hier die innere seelische Isolation meiner Klientin. Sie berichtet, wie sehr sie sich mit ihren - vor allem traurigen - Gefühlen in der Kindheit von ihrer Mutter immer sehr alleingelassen gefühlt hatte. Ein Jahr nach ihrer Geburt bekam die Mutter noch ein behindertes Kind. Das nahm sie so in Anspruch, dass für meine Klientin nur wenig Zeit und Aufmerksamkeit übrig blieben.

Die akut erlebte Trennung ihres Partners wegen einer anderen Frau aktivierte wieder diese alte biografische Wunde, plötzlich im Leben des anderen, ursprünglich der Mutter, jetzt des Partners, nicht mehr so wichtig zu sein.

Nebenbei erkannte sie, dass die Erfahrung, wegen der behinderten Schwester plötzlich so hintangestellt zu werden, sie unterschwellig so sehr beunruhigte, dass sie bis zum Zeitpunkt der Therapie unbewusst vermieden hatte, einen Kinderwunsch in sich zuzulassen. Sie ging in die Vermeidung, um nicht noch einmal so etwas Schlimmes zu erleben.

Im therapeutischen Prozess konnte sie sich unter meiner Anleitung sehr mühelos ihrem Inneren Kind zuwenden. Sie ging zu dem Mädchen hin, sprach es vorsichtig an, interessierte sich für die Nöte des Kindes und konnte es schließlich liebevoll tröstend in den Arm nehmen.

Meine Klientin war ganz berührt von der Nähe und Innigkeit der Verbundenheit mit sich selbst beziehungsweise ihrem Inneren Kind, die sie am Ende des Prozesses spüren konnte.

Beispiel für die Überwindung einer Trennung

Eine andere Klientin – sie ist 30 Jahre alt, ich kenne und begleite sie phasenweise seit ihrem 15. Lebensjahr – hatte in unserer letzten Sitzung vor ihrer Lebenswende fantasiert, sich einmal allein mit ihren Eltern treffen zu wollen, um ihnen zu sagen, wie sich für sie ihr Leben seit deren Trennung, als sie 14 Jahre alt war, emotional verändert hat. Unter meiner Begleitung antizipierte respektive imaginierte sie dieses Treffen und drückte beiden Eltern unter Tränen nacheinander ihren Schmerz und ihre Zerrissenheit aus, die sie seitdem auf ihrem Weg begleiten. Am Ende dieses Prozesses war sie äußerst zufrieden und ausgeglichen. Ihr Inneres Kind, das 14-jährige Mädchen, strahlte sie im inneren Bild an. Wir beendeten diese Stunde mit der Perspektive, dass sie sich nun wirklich mit beiden Eltern treffen wollte, was seit der Trennung noch nie vorgekommen war.

Vier Wochen später meldet sie sich wieder, weil sie mir unbedingt etwas erzählen müsse. Sie sitzt schließlich mit einem schelmischen Grinsen vor mir, und ich habe bereits eine Ahnung davon, dass sie sich verliebt haben könnte. Tatsächlich bestätigt sie mir das.

Am meisten ist sie davon berührt, dass sie zum ersten Mal einen ganz anderen Typ Mann kennengelernt habe als jemals zuvor. Er wolle sie so sehr, dass er ihr schon von Visionen mit Haus und Kindern vorgeschwärmt habe.

Ich lade sie ein, nach ihrem Inneren Kind zu schauen: Dieses Mal sieht sie ihr kleines, circa fünf- bis sechsjähriges Mädchen wie in einer kitschigen Fernsehwerbung auf einer saftig grünen Blumenwiese bei Sonnenschein fröhlich tanzen und spielen. Die Eltern sitzen strahlend mit dem kleinen Bruder beim Picknick. Dann geht sie schaukeln und juchzt vor Freude.

In diesem inneren Bild spiegelt sich die Energieverschiebung wider, die sie in unserer letzten Sitzung erlebt hatte. Die Eltern gab es seit deren Trennung für sie immer nur noch einzeln und nicht mehr zusammen. Beide hatten neue Partner, mit denen klarzukommen sie lernen musste. Durch ihre Entschiedenheit, ihre Eltern zusammen treffen zu wollen und ihnen bereits in unserer gemeinsamen Stunde innerlich ihre Gefühle gezeigt zu haben, scheint sie die »Eltern in ihr« auf eine gute Weise wieder zusammengebracht zu haben. Der Riss in ihrer Seele konnte dadurch heilen, da sie für sich eingefordert hatte, was ihre Seele brauchte: nämlich Verbindung.

Vier Jahre später lebt sie mit ihrem Mann, den sie kurz nach der Vereinigung ihrer »inneren Eltern« kennengelernt hatte, und zwei Kindern im eigenen Haus.

POSITIVE GEFÜHLE ALS WEGBEREITER ZUM EIGENEN KIND

Die Beziehung zum eigenen Inneren Kind bietet dem Gehirn die Möglichkeit, sich auf einer ganz anderen Ebene auf das Thema »Kind« zu fokussieren, als das der Fall ist, wenn wir uns ständig *nur* auf unser zukünftiges Wunschkind konzentrieren. Das scheint, wie gezeigt, psychisch viel weiter entfernt zu sein als der Kontakt zu dem Kind in unserem Inneren, das wir selbst einmal waren. Es hat bereits ein Leben lang Spuren in unserem Gehirn hinterlassen, vor allem in unserem impliziten Gedächtnis, dem Teil der Erfahrungen, an die wir uns nicht erinnern können, weil sie aus der Zeit unserer vorsprachlichen Entwicklung stammen. Und alles, was dort abgespeichert ist, hat einen unwillkürlichen Einfluss auf unsere Beziehung zur Idee eines eigenen Kindes.

Dazu gehören auch bereits alle vorgeburtlichen Erfahrungen. Wenn wir zum Beispiel als unerwünschtes Kind in das Leben der Eltern »hineingestolpert« sind und die Mutter deshalb ihre eigenen Pläne für ihr Leben opfern musste, hat das genauso mächtigen Einfluss wie mögliche tabuisierte vorangegangene Abtreibungen, Totgeburten oder frühe Kindstode.

Alles, was im Familiensystem unverarbeitet ist, beeinflusst unsere Freiheit, ein Kind zu bekommen oder nicht. Eine amerikanische Studie konnte sogar nachweisen, dass die Wahrscheinlichkeit, schwanger zu werden, um 80 Prozent steigt, wenn im therapeutischen Prozess zurückgehaltene Wut über Erfahrungen des Scheiterns und der Fehlgeburt sowie Erfahrungen aus der frühen Biografie in einem geschützten Raum ausgedrückt werden können, statt sie im Körper zu speichern[20] und damit das autonome Nervensystem in einem Zustand der Mobilisierung zu halten. Im Vergleich dazu wurden nur sechs Prozent der Frauen schwanger, die keinen therapeutischen Schutzraum für den Ausdruck ihrer zurückgehaltenen Gefühle hatten.[21]

Um dies nun mit der Idee der Ich-Kind-Beziehung als Wegbereiter für eine gelingende Schwangerschaft zu verknüpfen, will ich gern eine Studie des HeartMath Research Center in Kalifornien zitieren, die deutlich macht, welchen Einfluss die Verbindung zwischen inneren Bildern, starken Gefühlen und der Fokussierung einer Absicht auf die DNA hat.[22]

Der amerikanische Zellbiologe Glen Rein wollte in einem dreiteiligen Versuchssetting herausfinden, ob Heiler in der Lage sind, biologische Systeme zu beeinflussen. Dafür sollten diese Heiler jeweils ein Reagenzglas mit DNA in der Hand halten.

Das HeartMath Institute hat es sich zur Aufgabe gemacht herauszufinden, wie verschiedene Emotionen unseren Herzrhythmus beeinflussen. Im Fall von unangenehmen Emotionen wie Angst und Wut wurde der Herzrhythmus unregelmäßig, während er bei erfreulichen Emotionen wie Freude und Liebe zu sehr geordneten und kohärenten Mustern führte, die die Forscher dann mit dem Begriff »Herzkohärenz« bezeichneten.

Die Teilnehmer an Dr. Reins Forschungsprojekt waren mit dem Hervorrufen positiver Gefühle vertraut. Im ersten Experiment sollte nun untersucht werden, ob sich DNA-Proben, die in deionisiertem Wasser schwammen und von den Probanden im Reagenzglas in der Hand gehalten wurden, verändern würden, wenn sie zwei Minuten lang innerlich positive Gefühle wie Wertschätzung und Liebe empfanden. Die Analyse der Proben ergab keine signifikante Veränderung.

In einem zweiten Versuch wurde das gleiche Experiment mit einer anderen Gruppe durchgeführt, die ebenfalls mit den Methoden des HeartMath Institute vertraut war. Diesmal bestand die Aufgabe darin, sich wieder mit den positiven Emotionen wie Liebe und Wertschätzung zu verbinden. Gleichzeitig sollten sie die Absicht innerlich auf die DNA-Stränge lenken und diese in der Vorstellung entweder auf- oder abwickeln. In dem Fall konnten signifikante Veränderungen der DNA-Proben von bis zu 25 Prozent festgestellt werden.

Die dritte Vergleichsgruppe hatte die Aufgabe, die Absicht, die DNA-Stränge zu verändern, nur mental zu steuern, ohne gleichzeitig innerlich mit einer positiven Emotion verbunden zu sein. Tatsächlich änderte sich nichts an den DNA-Proben.

Zusammenfassend lässt sich feststellen, dass offensichtlich nur die Verbindung von absichtsvollen Gedanken und positiven Gefühlen zusammen die Macht haben, die DNA-Stränge innerhalb von zwei Minuten zu verändern.[23] Es wirkt so, als ob erst das Gefühl den Gedanken zum Leben erwecken könnte.

Vor diesem wissenschaftlichen Hintergrund vermittelt der amerikanische Chiropraktiker, Autor und Dozent für Bewusstsein und Persönlichkeitsentwicklung Dr. Joe Dispenza in seinen Seminaren die Idee, dass sich unsere Wünsche im Leben immer dann erfüllen, wenn wir das positive Gefühl, das mit der Erfüllung des Wunschs einhergeht, schon vor dem Eintreten einer neuen Realität antizipieren und *spüren*. Wenn wir uns also vorstellen, unser zukünftiges Kind selbst gut zu versorgen, es in den Arm zu nehmen, zu streicheln, es vielleicht sogar in der Fantasie zu stillen, dann ist das – wie ich schon an früherer Stelle erwähnt habe – für unser Gehirn so, als würden wir das gerade real mit einem Kind tun. Die Neurowissenschaften zeigen, dass diese Vorstellungen auch zu biochemischen Reaktionen führen und damit in die Materie unseres Körpers eingreifen.[24]

Einige meiner Klientinnen, die unmittelbar nach meinem siebentägigen Inneren-Kind-Kurs schwanger wurden, haben offensichtlich innerlich genau diesen Prozess durchlebt, der im HeartMath Research Center zum Erfolg der DNA-Veränderung führte.

Beispiel für den Erfolg des antizipierten positiven Gefühls

Sonja, über die ich schon im vorigen Abschnitt »Selbstliebe oder Die Beziehung zum eigenen Inneren Kind« geschrieben habe, schilderte mir ihren Prozess drei Jahre nach der Geburt ihres Sohnes wie folgt.

»Meine Motivation, das Seminar zum Inneren Kind zu besuchen, war, dass ich an einem Punkt angelangt war, an dem ich verstehen wollte, warum ich diesen starken Kinderwunsch hatte. Ich wollte den auflösen. Ich wollte den Stress nicht mehr, den er mir bereitete. Es hat mir so viel Stress gemacht, dass ich ihn unbedingt loswerden wollte.

Ich war sogar schon so weit gekommen, mir Ovulationsstäbchen zu kaufen, um meinen Eisprung zu bestimmen. Wir haben damals auch nicht verhütet, aber wir hatten auch nicht besonders viel Sex. Mein Freund wollte ja nicht unbedingt ein zweites Kind, da er schon eins aus einer früheren Beziehung hatte. Er hatte nicht die Kraft, wirklich Ja dazu zu sagen. Und deshalb wollte ich mich ja auch schon fast von ihm trennen. Ihn stresste das alles noch mehr als mich. Auf dem

Seminar hatte ich mich dann sogar ein bisschen in einen anderen Mann verguckt.
Nach dem Seminar fuhr ich noch für zwei Tage ans Meer, um - wie empfohlen - die Wirkungen des Seminars nachwirken zu lassen, bevor ich in den Alltag zurückkehrte. Der andere Mann war auch da. Es enttäuschte mich aber, dass er sich so gar nicht für mich interessierte.
In dem Kurs war ich sehr tief und weit weg von meiner Realität ... Auf Kaffee und Zigaretten verzichte ich seitdem übrigens auch.
Dann fuhr ich mit dem Zug nach Hause mit der Absicht, mich von meinem Freund zu trennen.
Wieder zu Hause, traf ich auf einen ganz veränderten Mann. Ich war zwar mit der Trennungsidee zurückgekommen, weil die Beziehung schon immer sehr problematisch war und er ja auch schon einen Sohn hatte. Und es gefiel mir auch nicht, wie er seine Vaterrolle ausübte, weil er in Konflikten mit seinem Sohn immer wieder »in die Luft ging« wie das »HB-Männchen« in den alten Zigaretten-Werbespots.
Aber jetzt, nach dem Seminar, hatte ich mich innerlich zurückgezogen, und mein Freund kam auf einmal in die männliche Verführerrolle. Das gefiel mir.«

Auf meine Frage, was für sie das Wichtigste am Seminar gewesen sei, antwortete sie, dass sie zum ersten Mal im Leben gegenüber ihren Eltern in inneren Ritualen alle Gefühle ausgedrückt habe, die sie bisher immer zurückgehalten habe. Danach habe sie eine starke innere Befreiung gespürt. Aber das sei für sie nicht das Eigentliche gewesen.

»Der magische Moment im Seminar war für mich die Rückführung bis in den Mutterleib. Da bin ich völlig zerflossen. Danach habe ich das wunderschöne Bild gehabt, einen Säugling zu stillen. Es war immer mein tiefster Wunsch: Ich will einen Säugling stillen.

Zunächst hatte ich mich in Erinnerungsbildern in der Rückführung mit meinem Ohr auf der Brust meiner Mutter gesehen und ihre Stimme gehört. Das tat mir gut, weil sie mir seit ihrem Tod vor fünf Jahren so sehr fehlt.

Die Geburt meines Inneren Kindes habe ich wie eine reale Geburt meines realen Kindes fantasiert. Und dann habe ich auch ein Bild in Rosa gemalt, wie ich meinen Säugling an der Brust stille.

Für mich war das damals wirklich schon wie die reale Geburt meines Sohnes. Ich konnte das total genießen. Später habe ich meinen Sohn dann tatsächlich zwei Jahre lang gestillt.

Es hat mich damals so beeindruckt, dass ich mich vollkommen eins mit mir fühlte. Diese Tiefenreinigung des Seminars hat mich in einen Zustand gebracht, dass ich sogar malen konnte. Sonst konnte ich nie malen.

Als ich wieder nach Hause fuhr, wollte ich mich wie gesagt eigentlich von meinem Partner trennen. Aber dann, in der ersten Nacht, hat er sich mir so zart und sensibel angenähert und mich einfach verführt. Meine Körperchemie war optimal.

Ich kann mich noch genau an das Gefühl des Zervixschleims erinnern. In dem Moment wollte ich eigentlich gar keinen Sex. Aber dadurch, dass er sich mir so zart angenähert hatte, habe ich mich geöffnet. Und ich habe es einfach geschehen lassen. Ich hatte keine Ahnung, ob ich gerade fruchtbar war oder nicht.

In dieser Nacht habe ich nichts gemacht. Ich war sehr passiv. Er hat mich gut vorbereitet. Es war ein so schöner Sex. Er hat sehr stark auf meine Verfassung reagiert. Die Situation, die wir miteinander hatten, die war so toll. Und dann ist es einfach passiert.

Nach dieser Nacht wusste ich: Jetzt ist es passiert. Und tatsächlich war ich schwanger geworden.

Aus der Rückschau, weiß ich, dass der Kontakt mit mir selbst der Schlüssel zu meinem Sohn war.«

An Sonjas Beispiel sehen wir, dass offensichtlich alle Kriterien für eine erfolgreiche Schwangerschaft erfüllt waren. Sie hatte während der Seminarwoche ausreichend Gelegenheit, sich von alten belastenden Gefühlen wie Wut und Trauer über ihre Elternbeziehungen zu befreien. Dann konnte sie eine liebevolle und zärtliche Beziehung zu ihrem Inneren Kind aufbauen. In ihrem speziellen Fall waren die Grenzen zwischen Innerem und äußerem Kind offensichtlich sehr fließend. Sie stellte sich vor, dieses Kind selbst an die Brust zu legen und zu stillen, als wäre es ein reales Kind. Das hatte zur Folge, dass alte Wunden aus der Kindheit heilen konnten und eine sichere Bindung zwischen ihrem Erwachsenen-Ich und ihrem Inneren Kind entstehen konnte.

Die sichere Bindung ist das Wichtigste in der Polyvagal-Theorie nach Stephen Porges, auf die wir gleich noch zu sprechen kommen. Die Bindung entspannt unser autonomes Nervensystem und ermöglicht natürliche soziale Kontakte. Für die Körperchemie wird dann auch das wichtige Hormon Progesteron bereitgestellt, das für die Einnistung der befruchteten Eizelle von maßgeblicher Bedeutung ist.

Bei Sonja können wir sehen, dass ihr der übermächtige Kinderwunsch bereits so zur Last geworden war, dass sie schon fast mehr unter dem quälenden Wunsch zu leiden schien als unter dem Umstand, kein Kind zu haben.

Die Erfahrungen während der Seminarwoche haben sie so verändert, dass ihr Partner ihr gegenüber auch eine andere Rolle einnehmen konnte. Während sie vor dem Seminar eher den Typus der engagierten, sehr dynamischen und auch extravertierten Frau verkörperte, war ihr Mann eher häuslich und introvertiert. In dem Moment, in dem sie sich mehr in sich selbst zurückzog, wurde seine Initiative geweckt.

Auf der Ebene der Erfüllung des Kinderwunschs schien es im Fall von Sonja bedeutsam zu sein, während der sexuell-erotischen Vereinigung in einer archetypischen männlich-weiblichen Polarität zu sein. Sie gab sich passiv hin, während er den aktiven Part übernahm. Dies führte zur Fruchtbarkeit.

Für Frauen ist das oft ein großer Konflikt: Das moderne Leben hat dazu geführt, dass wir immer mehr männliche Aktivitäten und auch einen »männlichen Lebensstil« entwickelt haben, während viele Männer immer mehr weibliche Rollen einnehmen. In diesem Kontext stellt sich die Frage, ob Spermiogramme, die heute immer häufiger eine Verlangsamung der Spermien zeigen, damit in Zusammenhang stehen.

Doch befassen wir uns nun wie angekündigt etwas ausführlicher mit der bereits erwähnten Polyvagal-Theorie.

EXKURS: DIE POLYVAGAL-THEORIE

Die moderne neurowissenschaftliche Forschung bietet eindrucksvolle Erklärungen für die Zusammenhänge zwischen neurophysiologischen Auswirkungen biografischer Prägungen und ihrem Heilungspotenzial. Hier ist vor allem die Polyvagal-Theorie zu nennen, die wie gesagt von Stephen Porges begründet wurde. Auch wenn sie wissenschaftlich nicht unumstritten ist, haben sich seine Thesen in meiner Arbeit verifiziert.

Die Polyvagal-Theorie gibt traumatisierten Menschen Erklärungen für ihr posttraumatisches Erleben. Sie können plötzlich verstehen, warum ihre neuronalen Reaktionen nach einem bedrohlichen Ereignis in einen defensiven Zustand (Kampf, Flucht oder Erstarrung bis hin zum Totstellreflex) übergegangen sind und sie dadurch ihre Resilienz (psychische Widerstandskraft) verloren haben, um adäquat reagieren und in einen Zustand innerer Sicherheit und Ausgeglichenheit zurückkehren zu können.[25]

Porges schreibt, dass die stammesgeschichtliche Entwicklung bei Säugetieren zur Herausbildung von zwei Pfaden des paarigen Nervus vagus führte, »von denen der eine ruhige Zustände und soziale Kommunikation fördert und der andere eine immobilisierende Defensivreaktion hervorruft«.[26] Der Vagusnerv hat das ausgedehnteste Innervationsgebiet der Hirnnerven (lat. *vagus* [umherschweifend]).

Der neuere der beiden für Säugetiere charakteristische Vagus-Schaltkreis wird *social engagement system* (»System für soziale Verbundenheit«) genannt und erweist sich in Zuständen des Vertrauens und der Sicherheit am besten zugänglich.[27]

Das System für soziale Verbundenheit resultiert funktional »aus einer Gesicht-Herz-Verbindung, die das Herz und die Muskeln des Gesichts und des Kopfes koordiniert. Die Funktion dieses Systems besteht zunächst darin, Saugen, Schlucken, Atmen und den stimmlichen Ausdruck zu koordinieren. Eine frühe atypische Koordination dieses Systems im Leben deutet darauf hin, dass der betreffende Mensch später Schwierigkeiten hinsichtlich seines sozialen Verhaltens und seiner Emotionsregulation haben wird.«[28]

Die Polyvagal-Theorie beschreibt nun, wie das autonome Nervensystem *ohne* Mitwirkung des Bewusstseins die Gefahren in der Umgebung nach *sicher, gefährlich* oder *lebensbedrohlich* einschätzt. Diesen Vorgang nennt Porges »Neurozeption«. Sie steuert den Ausdruck adaptiven Verhaltens. Das bedeutet bei Gefahr, das Überleben durch Flucht, Kampf oder Totstellreflex zu sichern, was er »Defensivreaktion« nennt. Wohingegen die Neurozeption von Sicherheit vermittelnden Signalen »das *System für soziale Verbundenheit* aktiviert, wodurch der autonome Zustand im Bereich der Homöostase gehalten wird«.[29]

Im Kontext meiner Studie über die *Resilienz-Stärkung im Spiegel der Psychosynthese*[30] konnte ich die Forschungsergebnisse von Porges bereits für mich verifizieren, da ich insbesondere in meiner Inneren-Kind-Arbeit an Hunderten von Menschen eindrucksvoll beobachtete, wie sich durch die bewusste Gestaltung der Beziehung zwischen dem Inneren Kind und dem Erwachsenen-Ich neuronale Zustände *sicherer Bindung* einstellen. Diese erlebt der Klient an einer entspannten, tiefen Atmung, einer veränderten Herzratenvariabilität, tieferer Stimme, ausgeglichenen Emotionen, dem Gefühl der Verbundenheit und auch einer größeren Gehirnkohärenz. Es ließe sich sicherlich auch nachweisen, dass die erregten Beta-Gehirnwellen in den Zustand ruhiger Alpha-Wellen wechseln.[31]

Zusätzlich stellt sich eine signifikante Verbesserung der psychosomatischen Selbstregulation ein,[32] die sich im Fall von Sonja in ihrer überraschenden Fruchtbarkeit zeigte, nachdem sie weder in den Jahren der aktuellen Partnerschaft noch in einer früheren Beziehung schwanger geworden war, obwohl sie nie verhütet hatte.

Die neue Erfahrung, dass sie im Seminar lernte, wie sie ihrem Inneren Kind endlich die Zuwendung schenken konnte, die sie in ihrem Elternhaus entbehrte, brachte ihr inneren Frieden. Ich nenne diesen Akt »Selbstbeelterung«.

Die Klientin nimmt als Erwachsene selbst den Platz einer »idealen Mutter« oder eines »idealen Vaters« gegenüber ihrem Inneren Kind ein, wodurch sie eine neue seelische Unabhängigkeit erfährt und keine kindlichen Erwartungen mehr auf andere Bezugspersonen projizieren muss. In der Vergangenheit sehnte sie sich häufiger danach, selbst elterliche Fürsorge von ihrem Partner zu bekommen. Diese Projektionsrücknahme bei gleichzeitiger Selbstfürsorge stellt ihr neue Ressourcen der Entfaltung zur Verfügung und aktiviert so ihr *System für soziale Verbundenheit*. Sie erlebt sich schließlich als selbstbestimmt, selbstwirksam und verbunden. Das ist nicht nur ein wesentlicher Faktor für die Gesundung ihrer Körperchemie, sondern auch eine Stärkung ihrer Resilienz.

Das Fallbeispiel von Sonja zeigt ebenso, wie ihr Freund ihr durch ihre Verwandlung auch anders begegnen konnte. Das, was sie als »HB-Männchen« beschrieb, hatte in ihrer unbewussten Neurozeption des Freundes in der Vergangenheit stets auch etwas Bedrohliches für ihr Inneres Kind. Und wann immer wir uns bedroht fühlen, verändert sich unsere Körperchemie, die in diesem Fall ungünstig für eine Schwangerschaft war.

Kraft ihres bewussten Ichs lernte sie, die Situation zu objektivieren. Die bewusste Verbindung zu ihrem unsicheren ängstlichen Inneren Kind scheint einen wesentlichen Einfluss auf die Neurozeption des autonomen Nervensystems gehabt zu haben.

Daraus können wir schließen, dass der wichtigste Faktor für unsere Fruchtbarkeit das Schaffen einer inneren sicheren Situation ist, was einen maßgeblichen Einfluss auf die unbewusste Wahrnehmung des Umraums (Neurozeption) hat. Diese »wird als ein reflexhafter Mechanismus angesehen, der den physiologischen Zustand augenblicklich verändern kann«.[33] Für das Gehirn scheint es wie gesagt unerheblich zu sein, ob es sich dabei um eine reale oder eine innerlich visualisierte Situation handelt.

Fassen wir noch einmal zusammen: Jeder Zustand unseres autonomen Nervensystems führt zur Ausschüttung von Hormonen, die am Ende auch einen erheblichen Einfluss darauf haben, ob sich eine befruchtete Eizelle in der Gebärmutter einnistet oder nicht.

Stresshormone wie Adrenalin und Cortisol verhindern die Produktion des Schwangerschaftshormons Progesteron. Dieses ist wie gesagt verantwortlich für die Einnistung der Eizelle und auch für die Einleitung von Wehen.

Wenn eine Frau in ihrer Kindheit viel Streit, vielleicht sogar häusliche Gewalt zwischen den Eltern erlebt hat, kann es sein, dass sie später sehr schnell in einen Kampf-oder-Flucht-Modus (Stress) gerät, wenn sie in ihrer Partnerschaft Konflikte mit dem Partner hat. So hat es Sonja in ihrer Kindheit erlebt. Obwohl sie ihren Partner liebte und gern mit ihm Kinder haben wollte, hatte sie wegen seines »HB-Männchen«-Verhaltens immer einen chronisch erhöhten inneren Stresspegel, weil er sie an ihren Vater erinnerte, sodass ihr Körper zu viel Adrenalin und Cortisol und zu wenig Progesteron produzierte. Möglicherweise war es früher in ihrem Leben auch schon das eine oder andere Mal zu einer Befruchtung einer Eizelle gekommen, aber niemals zur Einnistung in der Gebärmutter.

UNSERE ZWEITE GEBURT

Ich nenne die *Geburt unseres Inneren Kindes* gern auch »unsere zweite Geburt«. In dem Moment, in dem wir die Erfahrung machen, dass das Kind, als das wir ursprünglich auf die Welt gekommen sind, heute im übertragenen Sinn nicht mehr in den Arm der Mutter oder anderer früher Bezugspersonen gehört, sondern in unseren eigenen Arm, beginnt unsere seelische Selbstbestimmung und Eigenverantwortung für unser emotionales Empfinden. Dann können wir entscheiden, wie wir innerlich mit diesem Kind in uns umgehen. Dann sind wir es, die endlich auf seine Bedürfnisse eingehen können, wie dieses Kind es braucht.

Wir sind heute diejenigen, die dem Inneren Kind die Sicherheit geben können, auf die es angewiesen ist. Deshalb scheint mir auch die Beziehung des Erwachsenen-Ichs zum Inneren Kind der wirksamste und schnellste Weg zu sein, um die unsichere Bindung aus der Kindheit zu heilen und in eine sichere Bindung im eigenen Inneren zu verwandeln.

Man muss es sich immer wieder vergegenwärtigen: Aus der modernen Hirnforschung wissen wir, dass das Gehirn nicht unterscheiden kann zwischen dem, was wir uns vorstellen, und dem, was wirklich ist. Deshalb war die Erfahrung von Sonja so eindrücklich, dass sich ihre Vorstellungen von der Geburt ihres Inneren Kindes mit den Fantasien über die Geburt eines realen Kindes vermischten.

Indem wir uns vorstellen, dass wir heute das Neugeborene selbst in den Arm nehmen und es nicht mehr Dritten überlassen, die ihm etwas antun, was ihm schadet oder es leiden lässt, können wir beginnen, unser Schicksal selbst in die Hand zu nehmen. Und damit werden wir zu Gestaltern unseres eigenen Lebens. Das ist die Geburtsstunde unserer Selbstliebe.

Im Bild des Inneren Kindes spiegeln sich unsere Gefühle. Indem wir beginnen, die Gefühle unseres Inneren Kindes ernst zu nehmen und auf seine Bedürfnisse einzugehen, fühlt sich das Kind in uns von uns geliebt. Die Liebe beginnt von innen zu fließen und muss nicht mehr im Außen bei anderen Bezugspersonen gesucht werden.

Das innere Bild des Kindes entspricht dann nicht mehr der biografischen Vergangenheit, sondern wird zu einer inneren gegenwärtigen Wirklichkeit. Über das Bild des Kindes treten wir in liebevollen Kontakt mit uns selbst. Im Bild des Kindes spiegeln sich unsere Gefühle und Bedürfnisse, die wir vorher meist eher abstrakt wahrgenommen haben. Mit einem Kind in uns können wir wie mit einer realen Person sprechen. Aber mit unseren Gefühlen und Bedürfnissen treten wir in der Regel nicht in einen Dialog.

So haben wir plötzlich durch das Gespräch mit dem Inneren Kind die Möglichkeit, unsere alten Verletzungen, die wir als Kinder erlitten haben, selbst zu heilen. Indem wir uns diesem verletzten Inneren Kind zuwenden, können wir seine inneren Bedürfnisse hören und als Erwachsene liebevoll und achtsam darauf eingehen.

Bevor du jetzt weiterliest, empfehle ich dir, dich nun deinem neugeborenen Inneren Kind zuzuwenden und einfach innerlich Zeit mit ihm zu verbringen.

DER KINDERWUNSCH IM MODELL DER PSYCHOSYNTHESE

PERSONALE UND TRANSPERSONALE PSYCHOSYNTHESE

Die Psychosynthese beobachtet zwei Richtungen in der menschlichen Entwicklung. Zum einen betrachtet sie unsere *personale Entwicklung*, in der es darum geht, eine Persönlichkeit zu entfalten, die die Anforderungen der Welt meistert. Dazu gehört an erster Stelle die Ablösung von den eigenen Eltern als Voraussetzung dafür, in ein selbstständiges Leben hineinzuwachsen. Weiter geht es um die Bewältigung der Existenz im materiellen Sinne: einen eigenen Beruf zu erlernen und dadurch finanzielle Unabhängigkeit zu entwickeln. Dann geht es auch um den Umgang mit Beziehungen, Selbstbehauptung, Aggression und Sexualität.

Zum anderen gibt es die *transpersonale Entwicklung*, in der es um den Sinn und die Bestimmung in unserem Leben geht. Denn wenn die personale Entwicklung im Sinne der Existenzbewältigung und Partnerschaft annähernd gelungen ist und man sich im Leben eingerichtet hat, tauchen auch schon bald innere Herausforderungen auf.

Diese inneren Herausforderungen können sich mit zunehmendem Alter und fortschreitender Etablierung auf unterschiedliche Weise melden. Manchmal taucht eine Art Sinnkrise auf. Auf einmal »schmeckt« einem die Arbeit nicht mehr, obwohl sie einem bisher einen angenehmen Lebenskomfort ermöglicht und darüber materielle Wünsche erfüllt hat. Oder es gibt ein Bedürfnis nach Veränderung, aber man weiß noch nicht, wie.

Früher sprach man auch von der sogenannten Midlife-Crisis, die sich heute immer früher zu melden scheint und die sich in Form eines Unbehagens über das eigene Leben melden kann. Ein diffuses Gefühl von »Etwas fehlt«.

Da bei uns Frauen mit zunehmendem Alter darüber hinaus »die biologische Uhr tickt«, projiziert sich das fehlende Glück manchmal auch auf den Kinderwunsch. Umso schwerer wird es, falls der fehlende Sinn auf das Kind verlagert wird, zu akzeptieren, wenn das dann nicht gelingt.

Mit den Übungen dieses Buches will ich dich unterstützen, beides herauszufinden (siehe hierzu auch die »Dharma-Checkliste« innerhalb der Übung im Kapitel »Vom tieferen Sinn im unerfüllten Kinderwunsch«):

1. Was ist die tiefere Motivation hinter meinem Kinderwunsch?
2. Was ist der tiefere Sinn meines Lebens, meine Bestimmung jenseits eines Kindes?

DIE BEZIEHUNG VON LIEBEN UND WOLLEN

»Die menschliche Entwicklung ist ein Prozess fortschreitenden Erwachens.«

Roberto Assagioli

Den Kinderwunsch im Modell der Psychosynthese zu betrachten, wird dir neue Perspektiven öffnen. Du wirst vielleicht entdecken, dass es möglicherweise eine verborgene Absicht deiner Seele gibt, bisher kein Kind oder »nur« ein Kind zu haben. Der moderne Mensch ist es gewohnt, wenn er sich hinreichend dafür anstrengt, das zu bekommen, was er will. Doch die Nichterfüllung des Kinderwunschs bringt ihn auch an seine Grenzen. Oft genug entscheidet seine »Natur« anders als die Absicht seines Kopfes. Daher lade ich dich ein, dich einen Moment auf deinen »Willen« zu fokussieren.

Der Begründer der Psychosynthese, der italienische Arzt und Psychiater Roberto Assagioli (1888–1974), sah das Dilemma des modernen Menschen in einem »Aufgespanntsein« zwischen äußeren und inneren Kräften im Leben. Und der Diplomat, Psychotherapeut und Zen-Lehrer Karlfried Graf Dürckheim (1896–1988) thematisierte den Konflikt zwischen der materiellen Welt und dem Wesen des Menschen. So deutet manches darauf hin, dass wir lernen müssen, immer mehr mit uns selbst in Einklang zu kommen, damit sich die Dinge im Leben fügen können. Und dafür braucht es unseren Willen (siehe unten).

Früher kamen die meisten Menschen überraschend, ungeplant, nicht selten auch ungewollt auf diese Welt. Und die Menschen, denen es verwehrt war, mit einem Kind beschenkt zu werden, mussten sich mit ihrem Schicksal arrangieren. Dabei half oft der religiöse Glaube, der das eigene Schicksal als Gottes Wille interpretierte. Heutzutage gelingt es, manches »Schicksal« mit der Reproduktionsmedizin zu überwinden. Aber eben nicht immer.

Daher will ich hier kurz die *vier Aspekte des Willens* vorstellen, die wir in der Psychosynthese unterscheiden. Das sind:

1. der starke Wille,
2. der geschickte Wille,
3. der gute Wille und
4. der höhere oder transpersonale Wille.

Das Verständnis dieser vier Aspekte des Willens kann uns gerade auf unserer Kinderwunsch-Reise unterstützen, wie wir am effizientesten »wollen« können. Denn der höchste Wille ist immer derjenige, der im Einklang mit unserem Selbst, unserer Bestimmung steht. Ein Kind auf diesem Weg kann immer nur einen Teilaspekt bestimmen, aber es darf niemals unseren Endzweck darstellen.

Der Wille wird in der Psychosynthese, genauso wie auch die Liebe, als eine Funktion des Ichs gesehen. Daher wird er klar abgegrenzt von Impulsen, Drang und Trieben einerseits, andererseits unterscheidet er sich auch von Druck und Zwang. Vielmehr geht es beim Willen um die Kraft, unser Selbst hervorzubringen, das, was wir sind, und nicht das, was wir *sein wollen*. Das Selbst ist unsere Bestimmung oder die Vollendung unserer Anlagen und Potenziale. Auf diesem Weg können Kinder eine große Rolle spielen, müssen sie aber nicht. Gleichermaßen beglücken sie uns, wie sie uns auch prüfen. Je weniger wir in Kinder hineinprojizieren und Erwartungen an sie als unsere Glücksbringer stellen, umso wahrscheinlicher ist es, dass sie gern zu uns kommen.

Im Folgenden setze ich die *vier Aspekte des Willens* in Beziehung zum Kinderwunsch, da die Art und Weise unseres Wollens auch einen Einfluss auf unsere Körperchemie hat, von der unsere Fruchtbarkeit maßgeblich beeinflusst wird. Ein Leben im Einklang mit unserer inneren Natur bringt auch ganz natürlich Kinder hervor. Wie gesagt immer vorausgesetzt, dass es keine medizinischen Ursachen für das Ausbleiben der Kinder gibt.

DIE VIER ASPEKTE DES WILLENS

»Kein Wille ist gesund ohne den guten Willen.«[34]

Roberto Assagioli

Der *starke* Wille ist der fundamentalste von allen vier Willensaspekten. Es gibt eine Entscheidung, für deren Umsetzung wir bereit sind, aktiv und initiativ alles zu tun. Er ist intensiv, ausdauernd, mutig und konsequent. Er will sich beharrlich durchsetzen und sein Ziel erreichen. Dieser »Kampfmodus« mobilisiert im Körper eine starke Überlebensenergie, die aber keine Ausschüttung des Sexualhormons Progesteron begünstigen wird:

> »Ich will um jeden Preis ein Kind haben, bin bereit, alles dafür zu tun, und werde mit aller Kraft und Entschiedenheit dafür kämpfen.«

Zur Lösung von Schwierigkeiten empfiehlt Assagioli eine Strategie, die nicht den direktesten Weg sucht – wie der starke Wille –, sondern den geschicktesten im Hinblick auf die Wirksamkeit. Der *geschickte Wille* hat also immer auch strategische Aspekte, um ein Ziel zu erreichen. Der Begriff »geschickt« bezieht sich hierbei also auf die Fähigkeit, ihn zu steuern. Er zeigt sich in einem Gespür für die Umstände, wann der geeignete Moment im Leben ist, einem Kind Eintritt zu gewähren. Als eine Funktion des Ichs verfügt der geschickte Wille auch über eine Antizipationsfähigkeit, die Konsequenzen des eigenen Handelns abzusehen und infolgedessen den richtigen Moment abzupassen. Der geschickte Wille ist elastisch und flexibel. Er kann sich mühelos differenziert an die Umstände anpassen.

Im dunklen Sinne kann das auch in Opportunismus münden. Mir ist es beispielsweise mehrfach in der Therapie begegnet, dass Frauen Väter für ihre Kinder ausgewählt hatten, die zwar »gute Gene« mitbrachten, aber schon als Familienväter gebunden waren und daher nicht für ein außereheliches Kind bereitstanden, eine Vaterrolle einzunehmen. Das war in allen Fällen für die Kinder sehr belastend.

Im guten Sinne kann der geschickte Wille planen, wann ein günstiger Moment im Leben und für beide Partner in der Beziehung ist, um ein Kind in das eigene Leben einzuladen:

> »Ich will ein Kind haben und werde mich umfassend informieren, was die Entstehung einer Schwangerschaft begünstigt. Dann werde ich mich an alles halten, was empfohlen wird. Bei der Partnerwahl werde ich auch darauf achten, dass der potenzielle Vater beziehungsweise die potenzielle Mutter die notwendigen Voraussetzungen mitbringt, damit eine Elternschaft möglich wird.«

Beim *guten Willen* vereinigen sich die Liebe zum Kind und der eigene Wille. Hier geht es nicht nur um den Willen der Eltern allein, sondern auch das Kind wird in den Fokus genommen, damit es im Leben der Eltern die bestmögliche Entwicklung nehmen kann. Die Eltern sind bereit, sich dieser Aufgabe zu stellen.

Die Partner haben beide Verständnis für den/die jeweils andere(n) und drängen ihm/ihr keinen Kinderwunsch auf, sondern gestalten diesen Prozess miteinander.

Der gute Wille verfolgt sein Ziel und ist gleichzeitig mit dem/der anderen verbunden. Ich habe ihn/sie mit dem Auge des Herzens im Blick. Zu seinem/ihrem Wohl kann ich meinen Willen zurücknehmen, ohne mich dabei zu verleugnen. Aus Liebe zum Partner bin ich bereit zu warten, wenn er oder sie noch nicht bereit für ein Kind ist. Ich bin kompromissfähig und einfühlsam in meine Mitmenschen. Ich suche immer Wege zur Zufriedenheit aller Beteiligten. Ich bewahre unter allen Umständen eine konstruktive Haltung. Der gute Wille impliziert auch den Willen zur Selbstliebe, die Voraussetzung für jede gelingende Beziehung ist:

> »Ich will ein Kind. Es soll es gut haben in meinem Leben. Deshalb soll es zum bestmöglichen Zeitpunkt kommen, wenn ich die Reife und die Gelassenheit habe, ihm eine gute Mutter beziehungsweise ein guter Vater sein zu können, die respektive der mit dem Auge des Herzens auf seine Entwicklung schaut.«

Den *höheren oder transpersonalen Willen* können wir nicht aktiv gestalten. Er ist eher Ausdruck der Fähigkeit, in das Gegebene – wie auch immer sich das im Leben gestaltet – einzuwilligen, es zu bejahen. Der transpersonale Wille hadert nicht. Er ist einverstanden. Er ist wie eine höhere Kraft, die uns auf dem Weg zu unserer Bestimmung führen kann. Meistens spiegelt er sich in sinnvollen Zufällen wider, die der Schweizer Psychiater C. G. Jung (1875–1961) »Synchronizitäten« nannte. Über den transpersonalen oder höheren Willen erleben wir manchmal so etwas wie eine innere Führung. Die Erlebnisse, die uns widerfahren, ergeben in der Summe einen tieferen Sinn und lassen uns eine Art Verbundenheit mit allem spüren.

Oder wie lässt es sich beispielsweise erklären, wenn ich intensiv an der Interpretation des Grimm'schen Märchens »Die drei Federn« schreibe, in dem eine Kröte der Schlüssel zum »Königreich« ist, und nach Abschluss des Kapitels am nächsten Morgen im Keller eine Kröte an der Fensterscheibe klebend entdecke, sie nehme und nach draußen in den Garten aus dem Kellerschacht befreie?! (Siehe auch das Kapitel »Märchen als Wegweiser zur Wunscherfüllung«.)

Im transpersonalen Willen fügen sich die Dinge, die mich innerlich bewegen, mit denen, die mir äußerlich widerfahren. In der Summe fühlt sich das oft an, wie das Werkzeug einer höheren Führung zu sein.

Ein solcher Willensaspekt taucht häufig bei Menschen auf, die in dieser Typologie eher einen schwachen Willen haben, dafür aber viel Glück, dass sich die Dinge eher »unabsichtlich« ergeben und sie nur einzuwilligen brauchen.

Am Beispiel des erwähnten Märchens können wir nachvollziehen, wie der »Dummling« kraft genau dieses Willensaspektes das angestrebte Ziel seiner zwei »gescheiten« Brüder erreicht, nur ohne Anstrengung und ohne Absicht.

Wahrscheinlich spielt der transpersonale oder höhere Wille im Zusammenhang mit der Erfüllung des Kinderwunschs die bedeutendste Rolle. Er entspringt symbolisch eher einer inneren als einer äußeren Führung und hängt maßgeblich von der Akzeptanz der Umstände ab:

> »Ich will ein Kind haben und willige in den Willen des Kindes ein, wenn es bereit ist, zu mir zu kommen.
> Ich vertraue darauf, dass es im stimmigen Moment geschehen wird. Dann willige ich ein und werde mein Leben darauf einstimmen. Ich nehme es so, wie es kommt. Wenn dieses Kind nicht zu mir kommen will, akzeptiere ich es auch.
> Und solange lebe ich mein Leben so, wie es sich für mich stimmig anfühlt.
> Und falls ich noch keinen Partner habe, mit dem sich mein Kinderwunsch erfüllen will, habe ich das Vertrauen darein, dass das Leben mir den richtigen Partner oder die richtige Partnerin zum richtigen Zeitpunkt schicken wird, mit dem oder der sich alles so fügt, wann und wie es in meinem Leben stimmig ist.«

Selbstreflexion

Nachdem du nun die vier Aspekte des Willens in der Psychosynthese kennengelernt hast, kannst du dich einmal fragen:

- In welchen Aspekten des Willens finde ich mich im Hinblick auf meinen Kinderwunsch am stärksten wieder?
- Welchen Aspekt des Willens müsste ich mehr entwickeln, um Frieden mit meinem Kinderwunsch zu finden?

WÜNSCHE IM UNTERSCHIED ZUM WILLEN

»Unsere Wünsche sind Vorgefühle der Fähigkeiten, die in uns liegen, Vorboten desjenigen, was wir zu leisten imstande sein werden.«

Johann Wolfgang von Goethe

Als Erstes lohnt es sich, Wünsche grundsätzlich symbolisch als Tagträume zu betrachten. Damit entspringen sie unserem Unbewussten, dem Irrationalen, der Psyche und nicht dem unmittelbar Greifbaren unserer Persönlichkeit. In ihnen spiegelt sich ein unbewusstes Bedürfnis nach mehr Entfaltung und Ausdehnung im Lebensgefühl. Alle Wünsche deuten darauf hin, dass wir mehr Potenzial in uns tragen, als wir bisher leben. Manche Wünsche darunter wollen konkret reale Formen annehmen, andere bleiben in der Latenz oder wollen vor allem, ähnlich wie Träume, in ihrer symbolischen Bedeutung verstanden werden.

Was heißt »symbolisch«? Ein Symbol ist ein Gefäß für eine seelische Energie. So wie die Rose als Sinnbild für die Liebe gilt, gibt es zum Beispiel in der Astrologie für jedes Tierkreiszeichen ein Symbol, das einen bestimmten Inhalt repräsentiert.

Wenn wir jetzt den Wunsch nach einem Kind symbolisch aufgreifen und nicht konkret, dann verbergen sich bei genauerer Betrachtung oft ganz andere Wünsche hinter dem Kinderwunsch als die alltägliche Versorgung eines Kindes, die besonders in der frühen Zeit auch viel Verzicht auf persönlichen Freiraum bedeutet.

Oft finden wir in der Therapie hinter dem Kinderwunsch versteckt beispielsweise die Sehnsucht nach

- einer Veränderung im Leben,
- einem Fruchtbarwerden im übertragenen Sinne,
- mehr Lebendigkeit,
- Entfaltung und Entwicklung,
- inniger Nähe und Körperkontakt,
- Zärtlichkeit,
- Verbindung,
- einer Aufgabe im Leben,
- einem Sinn im Leben und anderem mehr.

Sich auf die Möglichkeit einzulassen, dass sich der Kinderwunsch gar nicht unbedingt real verwirklichen muss, sondern unsere Seele uns über das *Symbol des Kindes* auf ein bisher verdrängtes Bedürfnis aufmerksam machen will, könnte etwas sehr Entlastendes haben. Dies muss nicht ausschließen, dass die Entdeckung des tieferen Sinns hinter unserem Kinderwunsch nicht am Ende doch dazu führt, ein Kind zu bekommen. Der Unterschied könnte nur sein, dass der »Zwang« dahinter aufhört, unser Glück hänge einzig und allein davon ab, *ob* wir ein Kind bekommen *oder nicht*. Dadurch können wir eine mehr rezeptive Haltung einnehmen, die zu unserer Entspannung beiträgt und am Ende aus neurophysiologischer Sicht die Wahrscheinlichkeit sogar erhöht, dass wir schwanger werden.

Bereits im Jahr 1934 sagte C. G. Jung, dass »wir in der psychologischen Erfahrung überaus häufig auf Vorgänge und Erlebnisse stoßen, welche unserer vernünftigen Erwartung nicht entsprechen und infolgedessen von unserem rationalistisch eingestellten Bewusstsein verworfen werden«.[35]

Übung zum Kinderwunsch

Ich lade dich gern zu einem spontanen Experiment ein: Setz dich bequem hin, schließe dafür einen Moment lang die Augen, und lenke deine Aufmerksamkeit nach innen. Dann stell dir vor, du hättest bereits ein Kind:

- Stell dir vor, welche Veränderungen das mit sich bringen wird ...
- Wie lebst du mit deinem Kind?
- Welchen Segen bringt dieses Kind in dein Leben?
- Imaginiere einen Moment lang dieses andere Leben mit Kind, und frag dich, wie du dann anders leben würdest.
- Achte gleichzeitig darauf, wie dein Körper auf dieses veränderte Leben reagiert ...
- Welche Gefühle werden bei dieser Fantasie in dir lebendig?

Schreib wieder alle Eindrücke in dein Kinderwunsch-Tagebuch.

DAS KIND ALS FRUCHT EINER POLARITÄT

Es ist bekannt: Zur Zeugung eines Kindes müssen sich eine weibliche Eizelle und ein männliches Spermium miteinander vereinen und in der Gebärmutter einnisten. Aus tiefenpsychologischer Sicht ist eine solche Vereinigung von Gegensätzen immer Ausdruck einer

Synthese. Psychologisch gelingen Synthesen ausschließlich auf der Basis einer vollständigen Akzeptanz zweier unterschiedlicher Pole.

Was heißt das für den Kinderwunsch? Ein Mann und eine Frau werden aller Wahrscheinlichkeit nach am mühelosesten fruchtbar, wenn sie sich in Liebe ganz einander hingeben und aus ihrer tiefen Sehnsucht nach Vereinigung miteinander verschmelzen. Darüber hinaus, wenn die Zeugung eines Kindes einem gemeinsamen Wunsch entspringt und gleichzeitig auf beiden Seiten tiefinnerlich ein *uneingeschränktes Ja zu einem Kind und auch zum Partner oder der Partnerin* besteht.

Sicherlich gibt es an dieser Stelle viele Einwände und Gegenbeispiele. Es lässt sich auch nicht leugnen, dass die Entstehung eines Kindes auf einer bestimmten Ebene immer ein Geheimnis bleiben wird. Das gilt gleichermaßen für die natürliche Zeugung wie auch die künstliche Befruchtung.

Daher beziehe ich mich mit dieser Aussage auf meine therapeutischen Erfahrungen mit Paaren, die meine Begleitung gesucht haben, weil es über Jahre nicht funktioniert hatte. Sie wurden erst fruchtbar, nachdem sie einen inneren Wandel vollzogen hatten. Dann bekamen sie entweder ein Kind ohne äußere Eingriffe, oder sie entdeckten eine andere gemeinsame Leidenschaft, die sie als Paar stärker miteinander verbinden sollte. Auch die Reproduktionsmedizin »fruchtete« interessanterweise oft erst genau dann, wenn es eine Veränderung eines wesentlichen Parameters gab, sei es in der zwischenmenschlichen Chemie von Behandler und Patientin oder wenn die Patientin selbst eine andere Haltung zu diesem künstlichen Eingriff eingenommen hatte.

In all diesen Fällen ließ sich fast immer feststellen, dass es im Vorfeld unbewusste Bedenken gab, wie zum Beispiel Zweifel am Partner, ob er als Vater des Kindes geeignet wäre, ob die Mutter ihren Job für ein Kind opfern oder zumindest unterbrechen wollte, ob das Geld reichen würde, die Wohnung groß genug wäre. Oder es waren alte Glaubenssätze der Eltern, dass das Leben mit Kindern zu anstrengend sei oder wegen der Kinder die Partnerschaft scheitern könnte – und so weiter.

Nach der Bewusstwerdung und Akzeptanz dieser eigenen inneren Verhinderung war es nur noch eine Frage der Zeit, bis die Frau schwanger wurde. Vorausgesetzt, dass der Kinderwunsch auch im Einklang mit der Seele der Frau war. Da, wo dies nicht der Fall ist, können die Methoden der Psychosynthese dennoch einen wertvollen Beitrag dazu leisten herauszufinden, welches andere tiefere Bedürfnis sich in Gestalt eines »vermeintlichen« Kinderwunschs verbirgt.

Verstehen Sie mich hier bitte nicht falsch. Der Kinderwunsch an sich ist Teil unseres Lebens. Aber tatsächlich kommt es auch häufig vor, dass in bestimmten Gruppen in einem bestimmten Lebensabschnitt manchmal plötzlich ein regelrechter »Kindervirus« ausbricht. Und plötzlich erlebt ihr, wie auf einmal alle Freunde Eltern werden. Aber bei euch klappt es vielleicht nicht sofort mit euren Partnern.

Dann ist es wichtig, deswegen nicht zu verzagen. Sondern es lohnt sich zu hinterfragen, ob es überhaupt stimmig wäre, *jetzt* ein Kind zu bekommen. Vielleicht fühlst du dich gerade in deiner Partnerschaft gar nicht so wohl. Oder du hast irgendwelche familiären Belastungen. Oder du kriselst gerade selbst gesundheitlich? Diese oder noch ganz andere Umstände können dazu führen, dass du nicht sofort schwanger wirst.

In solchen Momenten braucht es viel Kraft und Mut, sich selbst treu zu bleiben. Vergleiche dich deshalb bloß nicht mit den anderen. Das hilft nicht.

Was hilft, ist, sich auf die eigenen inneren Bilder im Unbewussten einzulassen. Achte deshalb unbedingt auf deine nächtlichen Träume. Das sind die direktesten Botschaften unserer Seele, die uns sehr hilfreiche Hinweise geben können, wohin unsere Reise weitergehen will.

Mehr dazu später.

DIE GANZHEIT DES MENSCHEN IN DER PSYCHOSYNTHESE

Die Psychosynthese als eine psychologische Landkarte trachtet immer danach, das Leben als ein Ganzes zu betrachten. Begründet wurde sie wie gesagt von Roberto Assagioli. Er war ein Schüler Sigmund Freuds (1856–1939) und sollte die Psychoanalyse in Italien einführen. Doch schon sehr früh erkannte er, dass der Mensch mehr ist als die Prägungen seiner Vergangenheit.

In seinem Verständnis ist die menschliche Entwicklung ein *Prozess fortschreitenden Erwachens*, in dem wir immer mehr Bewusstsein entwickeln können über unsere innere Vielfalt. Diese setzt sich zusammen aus den frühen Bindungserfahrungen der Kindheit und Anlagen, Begabungen und Potenzialen.

Um beide inneren Erlebnisräume zu einer fruchtbaren Ganzheit zusammenzuführen, braucht es ein steuerndes Zentrum, das wir »Ich-Bewusstsein« nennen. Dieses ermöglicht uns die Integration von beiden Seiten, wodurch wir in unserem Leben Sinn und Bestimmung erfahren können.

Das Ich-Bewusstsein, das wir erst im Erwachsenenalter richtig entwickeln können, zeichnet sich dadurch aus, dass es eine Instanz in unserem Bewusstsein ist, die die Fähigkeit hat, alle unterschiedlichen Bedürfnisse in uns – und bei anderen – miteinander auf eine konstruktive Weise zu verbinden, ohne sie zu bewerten. Bildlich gesprochen, könnte man es einen »allparteilichen Moderator« nennen, der die verschiedenen »Parteien«, deren Interessen auch voneinander abweichen können, zu einem größeren Ganzen, einer Synthese, zusammenführen kann.

Der Kinderwunsch wird in diesem Verständnis in der Psychosynthese als ein Teilaspekt des Lebens gesehen. Und es gilt zu lernen, damit umzugehen, statt sich von ihm beherrschen zu lassen.

Mit ihrem Methodenspektrum bietet die Psychosynthese Menschen in allen Lebenslagen und bei allen Reifekrisen eine Unterstützung. Und wir können die Beschäftigung mit dem Kinderwunsch als eine natürliche Entwicklungsphase im Leben aller Menschen sehen.

Zum Problem wird dieses Thema immer erst dann, wenn es zu einer einseitigen Identifikation damit kommt und es infolgedessen mit dem »Kinderkriegen« nicht funktioniert.

Solche Identifikationen führen schließlich auch dazu, dass im Inneren ein unbewusstes Ungleichgewicht entsteht, das am Ende auch Disbalancen in unserer Körperchemie erzeugen kann.

Beispiel einer 40-jährigen Klientin

Sie ist sehr frustriert darüber, dass ihr Partner kein Kind mit ihr haben will. Ihre einseitige Identifikation mit ihrem Kinderwunsch führt dazu, dass sie ihm starken Druck macht. Sie droht sogar, sich von ihm zu trennen, wenn er nicht innerhalb der nächsten sechs Monate einwillige.
Er seinerseits ist sehr identifiziert mit der Angst, als Vater nicht genügen zu können, da er selbst eine sehr schwierige Kindheit hatte. Als ihm in der Therapie bewusst wird, dass dies die Ängste seines Inneren Kindes sind und nicht die des erwachsenen Mannes, kommt er im Sinne des *transpersonalen Willens* an den Punkt einzuwilligen: »Wenn es passiert, dass wir ein Kind bekommen, ist es okay. Und wenn wir kein Kind bekommen, ist es auch okay.«
In dem Moment ist seine Partnerin regelrecht verwirrt und muss sich eingestehen, dass sie auf einmal ihre eigenen Ängste vor einer Mutterschaft und den dazugehörigen Einschränkungen ihrer Berufslaufbahn spürt, die sie bisher auf ihn projiziert hatte.
Dieser Prozess der Bewusstwerdung hat beide von dem Druck befreit. Der Kinderwunsch ist in den Hintergrund gerückt. Denn eines ist beiden klar: *Kinder brauchen glückliche Eltern!* Nur dann haben sie einen Rahmen, in dem sie ihren Anlagen gemäß wachsen und gedeihen können.

Kinder wollen nicht auf die Welt kommen, um irgendwelche Löcher der Eltern zu stopfen wie eine innere Leere oder Perspektivlosigkeit. Sie wollen nicht der letzte Versuch zur Rettung der Beziehung, keine Sinnstifter, keine Projektionsfläche für die unerfüllten Wünsche der Eltern sein. Sie wollen nicht der narzisstischen Befriedigung der Eltern dienen. Sie wollen der Mutter nicht der Erlaubnisgeber sein, endlich aus ihrem langweiligen Job auszusteigen. Sie wollen keine Eltern, die etwas in sie hineinsehen, was sie nicht sind. Nein! Kinder wollen einfach leben und die Welt entdecken. Sie wollen entdeckt werden in dem, was sie sind, und brauchen darin unsere Unterstützung.

DER KINDERWUNSCH ZWISCHEN NATUR UND WISSENSCHAFT

Wenn wir immer dasselbe denken, werden wir auch immer dasselbe fühlen, dasselbe tun und dieselbe Körperchemie erzeugen, schreibt Dr. Joe Dispenza.[36] Das bestätigt sich auch in meiner Praxis. Und deshalb lohnt es sich, wenn wir unsere erwünschten Ziele nicht erreichen, unser Denken, Fühlen und Handeln zu hinterfragen.

Seit Beginn der Reproduktionsmedizin Ende der Siebzigerjahre hat sich der moderne Mensch in der Erforschung der Ursachen für den unerfüllten Kinderwunsch immer mehr der Wissenschaft verschrieben. Dies führt zu immer kostspieligeren Untersuchungen, die schließlich eine Erklärung dafür geben sollen, warum Frauen nicht schwanger werden. Anna Wilken – Model, Content Creator und »Endometriosebotschafterin« – berichtet eindrucksvoll darüber in ihrem Buch *Na, wann ist es denn so weit?*.[37]

Es scheint, als sei die Wissenschaft die Religion des modernen Menschen geworden. Aber ist es nicht auch nur ein Glaube, wenn manche Forscher behaupten, dass die Psyche keinen Einfluss auf die Fruchtbarkeit hätte? Der amerikanische Autor Ken Wilber benennt es sehr treffend, wenn er davon spricht, dass die Wissenschaft unter den vielen Betrachtungen der Realität nur eine »partielle Beschreibung« sei.[38] Und daher ist sie immer auch nur eine Teilwahrheit, die ihre Anerkennung verdient hat und uns großen Nutzen bringt.

Aber was tun, wenn die Wissenschaft an die Grenzen der Machbarkeit stößt? Wäre es beim wiederholten Misslingen der künstlichen Befruchtung nicht sinnvoll, auf einer anderen Ebene die Ursachen der Verhinderung zu erforschen, nämlich im eigenen Unbewussten?

Wir können beobachten, dass es in gesunden Systemen immer eine Homöostase gibt, ein Fließgleichgewicht, das alles in einer gesunden Balance hält. Wenn wir in die Natur eingreifen, kann diese Balance irritiert und gestört werden. Das findet sich gleichermaßen auf der Ebene kleiner Organismen, des menschlichen Körpers wie auch auf dem gesamten Planeten. So hat die Erwärmung der Erde zweifellos etwas mit unserem Verhalten zu tun. Das daraus resultierende Ungleichgewicht ist beispielsweise ein Grund für das Schmelzen der Polkappen.

Dieses Phänomen lässt sich ebenso auf den Umgang mit unserer Fruchtbarkeit übertragen. Als junge Menschen lernen wir im Biologieunterricht, dass Sexualität eine Gefahr sein kann, bei der möglicherweise Kinder entstehen, und die wir um jeden Preis vermeiden müssen. Aber niemand bringt uns Mädchen bei, unseren Körper achtsam wahrzunehmen und unseren Eisprung zu spüren. Und niemand bringt den Jungen bei, ihren Orgasmus zu kontrollieren. Dafür nehmen viele junge Mädchen dann schon sehr früh die Pille. Das ist der erste Eingriff in unsere eigene Natur.

Meldet sich dann der natürliche Kinderwunsch und setzen die Frauen die Pille ab, um schwanger zu werden, braucht der Körper Zeit, um wieder in sein eigenes Fließgleichgewicht zu finden. Er muss sich selbst regulieren, um dadurch seine natürliche Fruchtbarkeit zurückzugewinnen.

Doch um schwanger zu werden, braucht es nicht nur körperliche Voraussetzungen, sondern auch eine seelische Bereitschaft. Deshalb reicht die »Summierung von Teilen« in Gestalt wissenschaftlicher Nachweise auch nicht, um die Ganzheit eines Kindes zu erzeugen. Sondern es braucht eine »kreative Integration« aller Teile in das Ganze.[39] Dazu gehören neben den modernen wissenschaftlichen Erkenntnissen, die man in der gegenwärtigen Literatur über den Kinderwunsch[40] sehr gut dokumentiert findet, auch das Fühlen, die Intuition und eine Öffnung für die Kräfte des Unbewussten, die sich sonst spätestens am Kind selbst manifestieren werden.

Der moderne Mensch, der durch sein Bewusstsein aus der Einheit mit der Natur herausgefallen ist, indem er alles hinterfragt, ist vor die besondere Aufgabe gestellt, sich nun trotz seines Bewusstseins wieder mit der Natur zu verbinden. Was heißt das? Und wie gelingt das?

Damit meine ich, dass eben nicht unser Denken und die Wissenschaft allein die Lösungen unserer Probleme hervorbringen, sondern dass auch unsere Gefühle und unsere Instinktnatur wieder ernster genommen werden wollen. Indem wir endlich unsere Gefühle zulassen, traurig werden und darüber weinen dürfen, nicht schwanger zu werden, werden wir ein Stück menschlicher und damit ganzer und heiler. Und erst aus der bewussten Verbindung unseres Denkens mit unserem Inneren und unseren Gefühlen werden wir lernen, anders zu handeln, nämlich von innen gesteuert.

Der deutsch-schweizerische Schriftsteller und Psychologe Arno Gruen (1923–2015) fasste das so zusammen:

> »Der Mensch, der mit seinem Inneren in Verbindung bleibt, ist ein integrierter Mensch und handelt auch danach. Der nach außen verlagerte Mensch hat ein gespaltenes Bewusstsein und

> eine gespaltene Wahrnehmung. Sein Wirken wird immer gegen das Ganzheitliche gerichtet sein und trotz des technischen Fortschritts gegen das Leben verstoßen.«[41]

In unserem Fall besteht unsere Spaltung darin, dass wir uns heute zu sehr auf wissenschaftliche Erkenntnisse und technischen Fortschritt verlassen, die in der modernen Reproduktionsmedizin ihren Kulminationspunkt findet, und zu wenig nach innen schauen auf das, was für die Seele stimmig wäre.

Stattdessen wäre es wichtig, beides zusammenzubringen. Denn erst dann, wenn unser Inneres in unser Vorhaben einwilligt, können wir mit oder ohne äußere Assistenz schwanger werden.

Die Voraussetzungen für Verwandlung sieht auch Gerald Hüther darin, dass wir die verloren gegangene Einheit von Denken, Fühlen und Handeln, von Rationalität und Emotionalität, von Geist, Seele und Körper wiederfinden müssen.[42] Wir müssen mit allen Sinnen »reale Erfahrungen machen. Und nicht nur verbale Repräsentationen von Erfahrungen«, indem wir »über« die Dinge sprechen. Er sagt weiter: »Therapie muss unter die Haut und unter die Sprache gehen!« Diese Bedingungen für Verwandlung gelten für jeden Menschen, nicht nur für jede psychotherapeutische Sitzung.[43] Und diese Bedingungen für Verwandlung gelten eben auch für eine gelingende Schwangerschaft.

Um besser zu verstehen, *wie wir unsere Einheit wiederfinden können*, hier eine orientalische Geschichte. Sie erzählt von einem Mann, der jahrelang auf der Suche nach dem Geheimnis des Lebens ist. So lange, bis er schließlich hört, dass ein Ziehbrunnen die Antwort wüsste:

> »Nachdem der Mann den Brunnen gefunden hatte, stellte er seine Frage, und aus der Tiefe erklang die Antwort: ›Geh zur Straßenkreuzung im Dorf. Dort wirst du finden, was du suchst.‹

Voller Hoffnung gehorchte der Mann, doch an der angegebenen Stelle fand er nur drei Läden: In einem wurden Metalldrähte verkauft, in einem anderen Holz und im dritten Metallstücke. Nichts und niemand in dieser Gegend schien auch nur im Geringsten irgendetwas mit der Enthüllung des Geheimnisses des Lebens zu tun zu haben.

Enttäuscht kehrte der Mann zum Brunnen zurück und verlangte eine Erklärung. Doch der Brunnen antwortete nur: ›Eines Tages wirst du verstehen.‹

Der Mann protestierte mit lautem Geschrei, doch alles, was er als Antwort hörte, war sein eigenes Echo.

Empört über den Betrug, dem zum Opfer gefallen zu sein er glaubte, setzte der Mann seine Wanderung fort. Im Laufe der Zeit verblaßte seine Erinnerung an das Erlebnis mit dem Brunnen, bis eines Nachts seine Aufmerksamkeit durch den Klang einer Sitar geweckt wurde, während er im Mondschein dahinging. Es war eine wunderschöne Musik, meisterhaft und voller Inspiration gespielt.

Der Mann spürte Faszination für die Musik und ging zu dem Spielenden hin: Er beobachtete das flinke Spiel der Hände, sah die Sitar, und schließlich jubelte er voll Freude, denn er verstand plötzlich: Die Sitar bestand aus den Metalldrähten, den Metall- und Holzstücken, die er vor langer Zeit in den drei Läden gesehen hatte. Damals hatte er ihre besondere Bedeutung noch nicht erkannt.

Nun verstand er die Weisung des Brunnens: Alle Teile sind bereits in uns enthalten, aber sie kommen nicht zur Entfaltung, solange wir sie nur als Fragmente wahrnehmen. Erst wenn sie zu einer Synthese verknüpft werden, entsteht eine neue Wirklichkeit, die nicht erkennbar ist, solange nur die einzelnen Teile gesehen werden.«[44]

DER PERSONIFIZIERTE KINDERWUNSCH UND SEINE INNERE VERHINDERUNG

ANNAS UND PAULS GESCHICHTE

Die orientalische Geschichte hat uns auf materieller Ebene gezeigt, wie die Teile und das Ganze zusammenwirken. Jetzt will ich anhand eines weiteren Fallbeispiels aus meiner Praxis – Anna und Paul – deutlich machen, welche verhindernde Macht einseitige Identifikationen mit sogenannten Teilpersönlichkeiten entwickeln können.

Die erste Sitzung mit Anna

Anna ist 34, ihr Partner Paul 45 Jahre alt. Sie kommt in die Therapie, weil sie sich seit Jahren ein Kind wünscht, aber nicht schwanger wird. Anna leidet darunter zu sehen, wie es bei ihren Freundinnen klappt und bei ihr nicht. Sie erzählt, sie habe in ihrem Partner Paul ihre große

Liebe gefunden. Dann frage ich sie: »Was steht dir denn im Weg, schwanger zu werden?«

Überrascht über diese Frage, hält sie einen Moment inne, neigt ihren Blick zu Boden, und ihre Sprache gerät ins Stocken. Ihre Augen werden feucht. Sie wirkt traurig und fängt an zu erzählen, dass sie bereits im ersten Jahr ihrer Partnerschaft überraschend schwanger wurde, als sie noch Studentin war. Damals war sie davon völlig überwältigt. Und auch ihr Partner, der bereits zwei Kinder aus seiner ersten Ehe hatte, fühlte sich von der Verantwortung für ein weiteres Kind überfordert. So entschieden sich die beiden nach einem intensiven Prozess des gemeinsamen Ringens um eine stimmige Entscheidung gegen dieses Kind.

Aber sofort danach, sagt sie, war sie völlig verzweifelt darüber. Erst nach dem Eingriff spürte sie in aller Eindeutigkeit, wie falsch ihre Entscheidung war. Vorher war sie sehr ambivalent. Aber jetzt war es zu spät. Und seitdem ersehnte sie sich dieses verlorene Kind zurück.

Ihre Sexualität veränderte sich. Vor ihrer ersten Schwangerschaft spürte sie in ihrer Verliebtheit eine nie da gewesene Sehnsucht nach körperlicher Vereinigung und Verschmelzung. Heimlich hatte sie sogar einen vagen Kinderwunsch. Aber den konnte sie sich gar nicht richtig zugestehen, weil sie selbst als Scheidungskind die Kinder ihres Freundes auf keinen Fall benachteiligen wollte.

Doch der Schwangerschaftsabbruch wirkte sich dergestalt auf die Beziehung zu ihrem Freund aus, dass sie sich – durch die Identifikation mit dem verlorenen Kind – von ihm abgelehnt fühlte und deshalb auch in ihrer sexuellen Hingabe blockiert war. Sie verfiel in eine depressive Verstimmung.

Zum Zeitpunkt des Therapiebeginns lag diese Erfahrung bereits acht Jahre zurück. Dennoch war sie mit ihrem Freund zusammengeblieben, da es genügend andere wertvolle Verbindungspunkte gab.

Die Entdeckung von Annas KiWu-TP

Deshalb lade ich sie ein, einmal zu schauen, wie sich ihr Kinderwunsch jetzt im Inneren darstellt. Dafür stellen wir uns beide im Raum auf. Ich lasse sie ihre Augen schließen und an ihren Kinderwunsch denken. Je mehr sie in die Sehnsucht nach einem eigenen Kind eintaucht, bitte ich sie, diese körperlich darzustellen.

Sie streckt ihre Arme aus und greift ins Leere. Dann lade ich sie ein, sich in ihrer Fantasie eine Gestalt vorzustellen, die diese Seite von ihr darstellt.

Mit geschlossenen Augen sieht sie vor ihrem geistigen Auge ein romantisches schemenhaftes Schwarz-Weiß-Bild von einer jungen hübschen Frau mit lockigen langen Haaren, zarten Gesichtszügen in einem weich fließenden Kleid draußen in der Natur. Das Bild wirkt ein bisschen wie in Nebel gehüllt. Es gibt keine Farben, nur unterschiedliche Grautöne.

Die Stimmung der Frau beschreibt sie als gedämpft, eher ein bisschen traurig. In einem inneren Dialog sagt sie meiner Klientin, dass sie ein Kind haben will. Sie will endlich Mutter sein und einem Kind all die Liebe schenken, die sie als Kind nicht bekommen hat. Auf die Frage, was sie denn selbst bräuchte, gesteht sie ein: Liebe.

Anna, die bisher sehr von ihrem Kinderwunsch beherrscht wurde, ist sehr erstaunt darüber, dass die junge Frau in ihr selbst Liebe braucht. Dabei spürt sie eine spontane Hinwendung zu ihr und stellt sich vor, sie in den Arm zu nehmen. Gleichzeitig macht sie einen tiefen Seufzer der Erleichterung und sagt: »Verrückt. Eigentlich wünsche ich mir ein Kind und spüre aber jetzt, wie sehr ich eigentlich selbst Liebe brauche.«

Reflexion über die Entdeckung der KiWu-TP

Nach dieser ersten Entdeckungsreise zu ihrer Kinderwunsch-Teilpersönlichkeit reflektieren wir ihren Prozess gemeinsam.

Im Bild dieser jungen hübschen, sehr weiblichen Frau findet Anna die

Seite von sich wieder, die »einfach nur Mama sein« will. Dass sich das Bild in Schwarz-Weiß und etwas in Nebel gehüllt zeigt, bringt die bedrückte Stimmung dieser Teilpersönlichkeit zum Ausdruck. Sie bekommt eine Ahnung davon, dass sie diese Mama-Teilpersönlichkeit bisher vor allem gegenüber ihrem Partner ausgelebt hat. Immer ist sie fürsorglich darauf bedacht, gutes Essen zu kochen, die Wohnung aufzuräumen und ein behagliches Nest zu gestalten. Das alles wird, wie sie meint, von ihm aber nicht ausreichend gewürdigt, und sie verliert zunehmend die Freude daran. Für Kinder, sagt sie, würde sie das gern tun. Stattdessen geht sie immer mehr in ihrer Arbeit auf. Dadurch wächst auch ihr Selbstbewusstsein gegenüber Paul in dem Maße, wie sie selbst auch mehr beruflichen Erfolg hat. Aber immer, wenn sie mit ihrem Freund in Urlaub fährt und dort Familien mit Kindern erlebt, meldet sich ihre Sehnsucht nach einem eigenen Kind besonders stark. Und dann entfacht sich auch schnell ein Streit zwischen den beiden. Er fühle sich von ihr unter Druck gesetzt. Und manchmal melde sich dieser Wunsch in Form von Neid, wenn ihr Freund von seinen Kindern spreche und sie sich »außen vor« fühlt, weil es nicht ihre Kinder seien.

Wenn die beiden hingegen mit seinen Kindern zusammen etwas unternehmen, dann geht sie in ihrer »Mamarolle« auf. Sie genießt es, für seine Kinder zu kochen, sie zu versorgen, wenn sie phasenweise bei ihnen zu Hause sind, mit ihnen zu spielen, zusammen Sport zu machen oder sie auch mit in die Ferien zu nehmen. Dann empfindet sie das Leben und sich selbst als reicher, bunter und lebendiger.

Mit ihrem Freund allein hingegen fehlt ihr im Alltag genau diese quirlige Munterkeit eines Familienlebens, an der sie sich mit seinen Kindern so erfreut. Und es ist sogar ihr Freund, der in ihr überhaupt den Kinderwunsch geweckt hat, weil er ihre Art, mit Kindern umzugehen, so sehr schätzt. In ihrer vorherigen Beziehung kam sie nie auf die Idee, Kinder haben zu wollen. Deshalb kann sie auch nicht verstehen, warum er zu ihrem Wunsch nicht einfach Ja sagen kann.

Wir beenden die Stunde und verabreden uns für einen weiteren Termin vier Wochen später.

Zweite Sitzung: Einstimmung auf die KiWu-TP

Als Anna vier Wochen später zu ihrer nächsten Sitzung kommt, ist sie sehr erregt und aufgebracht über ihren Freund. Dann erzählt sie, dass sie ihre gemeinsame Sexualität ursprünglich als sehr beglückend erlebt habe. Doch seit dem Schwangerschaftsabbruch im ersten Jahr der Beziehung würde ihr Freund immer total aufpassen, keinen Orgasmus mit ihr zu bekommen, wenn sie in der Nähe ihres Eisprungs wäre, wodurch sie sich sehr abgewiesen fühle. Daher sieht sie die Ursache für die Verhinderung ihres Kinderwunschs bei ihrem Freund. Meine Hypothese ist jedoch, dass es etwas in ihr gibt, was im Unbewussten die Steuerung übernimmt, ohne dass Anna eine Chance hätte, damit anders umzugehen und etwas an ihrem oder dem Verhalten ihres Partners zu ändern.
Erst eine Bewusstwerdung ihrer eigenen inneren Situation würde es ihr ermöglichen, ihr Leben so zu gestalten, dass sie sich nicht länger als Opfer der Umstände zu fühlen braucht.

Erneute Begegnung mit dem KiWu-TP

Deshalb lade ich sie ein, dass wir den Prozess mit ihrer Kinderwunsch-Teilpersönlichkeit, die sie jetzt ihre »Mama-TP« nennt, weiterführen, um herauszufinden, was für eine Verhinderung möglicherweise in ihrem eigenen Unbewussten wirken könnte, dass sich die Partnerschaft mit ihrem Freund so entwickeln konnte.
Sie ist voller Ungeduld und spürt Wut auf Paul. In ihrer Stimme ist etwas Spitzes, Hartes und Ablehnendes.
Wir stellen uns im Raum auf, und ich schlage ihr vor, sich ihre Mama-TP wieder mit geschlossenen Augen vorzustellen. Sie sieht sie sofort:

immer noch in Schwarz-Weiß, aber dieses Mal von ihr abgewandt. Sie kehrt ihr den Rücken zu. Sie ist etwas nach vorn gebeugt und hat die Arme verschränkt.

Ich lade Anna ein, sich in ihrer Vorstellung vor ihre Mama-TP zu stellen, um sie von vorn zu betrachten. Das führt aber dazu, dass diese sich wieder wegdreht. Ganz offensichtlich will sie keinen Kontakt mit Anna haben.

Dann lasse ich sie in sie »hineintreten« und sich für einen Moment ganz mit ihr identifizieren, um nun als Teilpersönlichkeit mit Annas Ich einen Dialog zu führen und Anna gegenüber alle Gefühle auszudrücken, die sie empfindet.

Sofort platzt es nur so aus ihr heraus: »Ich bin total sauer auf dich. Beim letzten Mal habe ich dir gesagt, dass ich deine Liebe brauche. Und du hast mich sogar in den Arm genommen. Aber kaum dass du wieder zu Hause im Alltag warst, hast du mich vergessen. Du bist die ganze Zeit wieder nur um Paul gekreist und hast nur geschaut, was er macht. Du hast dich ihm unterworfen, hast getan, was er wollte. Aber mich hast du komplett vergessen.«

Anna hört ihrer Mama-TP aufmerksam zu und ist erschrocken über sich selbst: »Ja, das stimmt. Ich habe mich nicht um dich gekümmert. Stattdessen gab es starke Spannungen mit Paul. Und ich war mit meiner Aufmerksamkeit weg von dir.«

Im inneren Bild reagiert ihre Mama-TP etwas erleichtert.

Das Aufspüren des Inneren Verhinderers

Im nächsten Schritt klären wir, wer oder was ihrer Mama- beziehungsweise KiWu-TP unbewusst im Weg steht und möglicherweise verhindert, schwanger zu werden.

In einer 180-Grad-Wende dreht sich Anna in der Identifikation mit ihrer Mama-TP um und sieht eine tobende Teufelsgestalt vor ihrem geistigen Auge.

Die männliche Gestalt ist ganz in Schwarz gekleidet, hat zwei rote Teufelshörner und trägt einen schwarzen wehenden Umhang. In seinen Händen hält er eine Axt, mit der er wild um sich schlägt. Er ist rasend vor Wut und brüllt Annas Mama-TP an: »Bist du verrückt, dich auf so einen Mann einzulassen, der schon zwei Kinder hat und viel älter ist als du? Was willst du mit dem? Der will doch sowieso keine Kinder mit dir. Warum hältst du die ganze Zeit an dem so fest?«

Nach dieser Gefühlsentladung ihres Inneren Verhinderers, der sich als ein Innerer Teufel darstellt, lasse ich Anna wieder aus der Identifikation mit ihrer Mama-TP heraustreten. Als sie wieder disidentifiziert ist, ist sie sehr erschrocken über die Vehemenz dieser Teilpersönlichkeit.

Annas Selbsterkenntnis über ihren Inneren Verhinderer

Betroffen erkennt sie, wie sehr der Verhinderer in Wirklichkeit in ihr ist. Auch wenn es stimmt, dass ihr Partner bereits zwei Kinder aus seiner ersten Ehe hat und älter ist als sie, ist sie sich seiner Liebe dennoch sicher.

In ihrem Inneren Verhinderer erkennt Anna auf einmal ihren eigenen Inneren Kritiker, der von Anfang an kein Vertrauen zu ihrem Freund hatte und ihn seit jeher kritisierte und infrage stellte.

Da Anna auf der anderen Seite aber noch nie so viel Verständnis von jemandem für ihre Sorgen und Nöte erfahren hatte, noch nie so zärtlich berührt wurde, sich nie zuvor sexuell so erfüllt fühlte und noch nie jemanden getroffen hatte, der so sehr an ihre Potenziale glaubte wie ihr Freund, fühlte sie sich ihm so stark verbunden wie noch nie zuvor mit einem anderen Mann.

Dieser Moment, in dem ihre eigene verhindernde Seite auf einmal ein Gesicht bekommt, hat auch etwas sehr Entlastendes für sie. Denn jetzt erkennt sie einen Teil von sich in diesem Teufel, der etwas Zerstörerisches in ihrer Beziehung hat. Und nicht zuletzt ist es dieser kritisch infrage stellende Teil in ihr, der auch ihren Freund manchmal an Anna zweifeln lässt.

Nach unserer Reflexion im Sitzen lade ich Anna ein, sich einmal diese beiden Teilpersönlichkeiten gleichzeitig mit geschlossenen Augen im inneren Bild anzuschauen.
Aus ihrer Beobachterposition sieht sie ihre Mama- und die Teufels-TP. Es gibt ein deutliches Ungleichgewicht in der Verteilung der Kräfte. Der Teufel ist sehr kraftvoll, wehrhaft und dominant. Während sich die Mama-TP sehr weich und eher zurückgenommen darstellt.
Noch während der Betrachtung dieser inneren Begegnung der beiden Teilpersönlichkeiten verwandelt sich die Szenerie. Und Anna sieht auf einmal ein Erinnerungsbild aus ihrer Kindheit von ihrem Stiefvater und sich als Kind. Er schimpft sie wegen irgendetwas aus, denn sie habe etwas falsch gemacht. Und die kleine Anna hält im inneren Bild schützend die Arme über den Kopf, geht vor ihm in Deckung und hat Angst vor seiner lauten, schrillen, aggressiven Stimme.
In der anschließenden Reflexion über ihren Inneren Verhinderer wird Anna bewusst, dass die Fantasiegestalt des Teufels wie eine »innere Verrechnung« ihrer beiden Vaterfiguren zu sein scheint. Zum einen erkennt sie, dass ihr Stiefvater immer sehr kritisch mit ihr und anderen war. Er kommandierte sie viel herum, verurteilte sie, wenn sie seine Erwartungen nicht erfüllte, und grenzte sie aus, wenn er mit ihrer Mutter allein sein wollte.
In der Figur des Teufels, der ihren Partner dafür verurteilt, dass er bereits einmal verheiratet gewesen wäre und schon zwei Kinder hätte, wird deutlich, dass Anna unbewusst mit dieser kritischen Haltung identifiziert ist. Diese Einsicht ist neu für sie. Denn in der konkreten Erfahrung im Umgang mit den Kindern ihres Partners gibt es überhaupt kein Hindernis. Die Kinder mögen sie. Und sie mag seine Kinder.

Jedoch erkennt sie hier Spuren ihres leiblichen Vaters in der Figur des Teufels. Er stammte aus einem strengen katholischen Elternhaus, in dem Scheidungen nicht vorkommen durften. Dass meine Klientin nun eine Beziehung mit einem geschiedenen Mann einging, wurde von der Familie väterlicherseits radikal verurteilt.

Obwohl Anna eigentlich bereits ein Bewusstsein über ihre Ursprungsfamilie hatte, war ihr bis zu jenem Zeitpunkt in der Therapie nicht klar, welche unbewusste Macht diese Prägung über sie hatte. Sie erkannte, wie durch ihre biografischen Erfahrungen an ihren frühen männlichen Bezugspersonen von Vater und Stiefvater ein solcher Innerer Verhinderer in der Gestalt eines Teufels entstehen konnte.
Da sie sich selbst gar nicht bewusst war, wie sehr sie diese Erfahrungen verinnerlicht und sich unbewusst damit identifiziert hatte, gewann sie jetzt einen hilfreichen Reflexionsabstand zu ihrer gegenwärtigen Beziehungssituation. In der Teufelsgestalt erkannte sie den Teil von sich, der ihren Partner genauso infrage stellen konnte, wie bereits ihr Vater von seiner Familie infrage gestellt wurde. Und zum anderen spiegelt sich in ihrem Inneren Verhinderer der Teil von Anna, der sich vor einer Trennung fürchtet. Da Annas Freund bereits einmal geschieden war, projizierte sie die Gefahr einer weiteren Trennung auf ihn. Das war das Resultat der ausgrenzenden Haltung und permanenten Kritik ihres Stiefvaters ihr gegenüber.
Ihr war nicht bewusst, dass ihre Kritik an ihrem Partner und seine Infragestellung *ihn* wiederum so verunsicherten, dass er sich trotz seiner großen Liebe für Anna schwertat, mit ihr einfach ein Kind zu zeugen. Zumal er bereits mit seiner ersten Ehe gescheitert war.
Das erweckte auf einmal Annas Mitgefühl für ihn, und sie entspannte sich wieder. Diese Wandlung zeigte sich, indem ihre Stimme weicher wurde, sie langsamer sprach und tief durchatmete.
Auf der emotionalen Ebene entstand dadurch ein großer innerer Friede. Und ihre Einsichten über ihre familiäre Prägung erzeug-

ten eine größere innere Klarheit. Beides zusammen ist eine wichtige Voraussetzung dafür, dass es einen Entwicklungssprung in Annas Leben geben kann.
Abschließend verabredeten wir uns für einen weiteren Termin vier Wochen später.

Dritte Sitzung: Die Synthese

Als Anna zu ihrer nächsten Therapiestunde kommt, wirkt sie sehr weich und zentriert, als ob sich etwas von der Spannung, die sie in die letzte Sitzung mitgebracht hatte, nachhaltig gelöst hätte. Ihre Stimme hat einen gewissen Wohlklang. Und sie fängt an zu erzählen, dass sie eine sehr schöne Zeit mit ihrem Freund verbracht habe.
Sie habe ihm sehr offen von der letzten Therapiestunde erzählt, in der sie in ihrem Inneren einen »Teufel« fand. Das habe ihren Freund erheitert und auch erleichtert.
Sie erzählte ihm, wie es ihr in der Kindheit ergangen sei, worüber sie bis dahin nie ausführlicher gesprochen hatte. Ihr Freund, der sich als »Opfer ihres Teufels« fühlte und es ihm nicht recht machen konnte, weil er ja im Vorfeld bereits »falsch« war, fühlte sich ihr sehr nahe. Und umgekehrt konnte sie die Projektion des Teufels auf ihren Freund zurücknehmen.
Das Thema »Kinderwunsch« ruhte in dieser Zeit, weil Anna auf einmal sehr von den Nöten ihrer eigenen Kindheit bewegt war. Dadurch entwickelte sie ein starkes Mitgefühl für das Mädchen, das sie einst war. Als Kind suchte die kleine Anna immer Zuflucht bei anderen Familien in ihrem Umfeld, weil sie ihrem Stiefvater ein »rotes Tuch« war. Und ihre Mutter war zu schwach, um sie vor der Eifersucht ihres zweiten Mannes zu schützen.
Vor diesem Hintergrund einer sich entwickelnden tieferen Selbstliebe Annas kam es auch zu einer größeren seelischen Annäherung und besseren gegenseitigen Einfühlung mit ihrem Freund.

Ich lade Anna zu einem weiteren Prozess mit ihren beiden Teilpersönlichkeiten ein.

KiWu-TP und Innerer Verhinderer werden fruchtbar

Anna schließt erneut ihre Augen, um sich ihre innere Polarität von KiWu-TP und Innerem Verhinderer anzuschauen. Dieses Mal sieht sie ihre Mama-TP und ihre Teufels-TP in einer sommerlichen farbigen Berglandschaft zusammen auf einer Bank sitzen. Das Wetter ist schön, die Sonne scheint, und der Himmel ist blau. Beide sind einander zugewandt und reden miteinander. Der Teufel ist aber kein Teufel mehr, sondern ein kräftiger, leger gekleideter Mann mit Jeans und Hemd, der sich gleichermaßen selbst mit seinen Gefühlen zeigt und seiner Frau aufmerksam zuhört. Beide sind sehr aufeinander bezogen. Sie zeigen sich gegenseitig ihre tieferen Bedürfnisse. So braucht die Mama-TP Verständnis für die Verunsicherungen aus ihrer Kindheit. Und der ursprüngliche Innere Verhinderer braucht von der KiWu-TP Verständnis für seine Lebensgeschichte.

Während Annas Augen in der Therapiestunde vor Rührung dieses harmonischen Zusammenspiels der beiden Teilpersönlichkeiten feucht werden, sagt sie, dass in ihrem inneren Bild auf einmal ein kleines Mädchen auftaucht, das wie das Kind der beiden wirkt. Ein blondes Mädchen in einem roten Kleidchen, das voller Freude um sie herumtanzt.

Diese abschließende Szene könnte fast ein bisschen kitschig anmuten. Es ist ein typisches inneres Bild, das bei Klienten in der Therapie auftaucht, wenn die inneren Kräfte ihren Platz gefunden haben und es zu einem positiven Zusammenspiel kommt. Das Bild des Kindes zeigt, dass sich das streitende Paar von Mama-TP und Innerem Teufel zu einem glücklichen Liebespaar gewandelt hat und mit dem Bild des Kindes offensichtlich - konkret und im übertragenen Sinne - fruchtbar geworden ist.

Als wir die Therapiestunde beenden, verabreden wir, dass Anna sich bei Bedarf von sich aus melden würde. Sie wollte jetzt erst einmal abwarten, wie sich ihre Partnerschaft weiterentwickelt.

Drei Monate später schreibt sie mir, dass sie kurz nach unserer letzten Sitzung schwanger geworden wäre. Als ihre Tochter ein Jahr alt ist, meldet sie sich noch einmal, um mir ihre Tochter vorzustellen.
Bei der Gelegenheit berichtet sie mir, was der wichtigste Schlüssel für ihren Therapieerfolg war: »Ich habe erkannt, dass ich mein kritisches Männerbild, das durch meine beiden Väter geprägt war, auf meinen Partner übertragen hatte. Dadurch fühlte er sich verunsichert und brauchte Zeit, Vertrauen zu mir zu entwickeln.«
Seit ihr das klar geworden war, konnte sie Paul, den sie inzwischen geheiratet hat, als das sehen, was er wirklich ist. Und sie berichtet mir überglücklich, wie ambitioniert er sich für die gemeinsame Tochter engagiert und wie sehr sich seine beiden Kinder aus erster Ehe über die kleine Schwester freuen.

Nachdem du jetzt Annas und Pauls Prozess nachvollziehen konntest, will ich dir zeigen, wie du für dich selbst einen solchen inneren Prozess gestalten kannst – oder natürlich auch ihr für euch. Um zu neuen Einsichten zu gelangen, brauchst du beziehungsweise braucht ihr dafür nicht immer alle Fragen systematisch zu beantworten. Eher soll die Fülle der Fragen die innere Polarität von Kinderwunsch und gleichzeitiger innerer Verhinderung umkreisen. Was zu viel erscheint, kann weggelassen werden. Und spontane eigene Assoziationen sind willkommen. Als Paar kann dieser Prozess eine ganz neue Dynamik in eure Beziehung bringen.

DIE ENTDECKUNG DER KIWU-TP UND IHRES INNEREN VERHINDERERS – EINE ANLEITUNG FÜR DEINEN PROZESS

»Teilpersönlichkeiten dürfen uns weder beherrschen noch sollten wir ihre Bedürfnisse ignorieren. Mit anderen Worten: Wir müssen lernen, spielerisch und liebevoll mit ihnen umzugehen.«

Piero Ferrucci

Der unerfüllte Kinderwunsch kann die unterschiedlichsten Gefühle von Trauer und Wut über Scham und Schuld auslösen. Doch allen gemein ist ein Erleben von Hilflosigkeit, Ohnmacht, Ausgeliefertsein und Verzweiflung darüber, selbst scheinbar nichts tun zu können. Deshalb lade ich dich (beziehungsweise euch) zu einem ausführlichen Übungszyklus ein, der eine Art Flussbett bietet, besser mit der Enttäuschung klarzukommen und im eigenen Inneren Trost und Verständnis zu finden. Das schafft inneren Frieden und öffnet oft neue Perspektiven.

In jedem Fall wirst du dich selbst besser kennenlernen und herausfinden, worum es bei deinem eigenen Kinderwunsch wirklich geht. Und du wirst wahrscheinlich auch herausfinden, welches bisher unerkannte Bedürfnis sich möglicherweise hinter der Verhinderung verbirgt.

An Annas und Pauls Beispiel haben wir gesehen, welche Macht biografische Prägungen über unser Leben haben können, solange wir uns ihrer nicht bewusst sind. In dem Moment, in dem wir erkennen, dass wir eigene unbewusste Ängste haben, die wir auf andere projizieren, können wir lernen, damit umzugehen, und wie sie sowohl konkret als auch symbolisch fruchtbar werden.

Der folgende angeleitete Prozess richtet sich an beide Partner, auch wenn einer von ihnen kein Kind haben möchte. Selbst dann ist der Kinderwunsch ein Thema in der Beziehung. Und es kann eine spannende Entdeckungsreise für euch beide sein herauszufinden, warum der Kinderwunsch entweder abgelehnt wird oder überbetont ist und was sich dahinter verbirgt. Als Paar könnt ihr auf diese Weise sowohl eure Sprachlosigkeit als auch euer Leiden überwinden und euch besser kennenlernen und weiterentwickeln.

Die Übung unterteilt sich in mehrere Etappen, zwischen denen eine Pause von Tagen oder Wochen liegen kann, um das Erlebte zu integrieren. Aber natürlich könnt ihr, je nach Mentalität, auch im Urlaub oder in ein paar freien Tagen einen Intensivprozess daraus machen. Der Übungszyklus ersetzt keine Therapie, bietet aber eine Möglichkeit, zurückgehaltene Gefühle wieder in Fluss zu bringen und Unbewusstes bewusst zu machen.

Wenn sich etwas in den Begleittexten nicht auf Anhieb erschließt, könnt ihr euch einfach auf die Anleitung innerhalb der Übung konzentrieren.

Für den Fall, dass ihr die Übung nicht gern allein machen wollt, biete ich zum Beispiel auch Seminare und Therapien zu eurer Unterstützung in eurem Kinderwunsch-Prozess an (Kontakt: siehe »Hilfreiche Seminare und Kontakt«).

In der Psychosynthese gehen wir davon aus, dass der Mensch nicht einfach ein einheitliches Wesen ist, sondern dass wir alle viele unterschiedliche und manchmal widersprüchliche Kräfte, Kompetenzen, Bedürfnisse und Wünsche in uns tragen, die, salopp gesagt, unter einen Hut gebracht werden wollen. Psychologisch ausgedrückt, bedeutet dies, dass die verschiedenen inneren Gegensatzpaare unter die Kontrolle eines Erwachsenen-Ichs gebracht werden wollen.

Im Hinblick auf den Kinderwunsch kann das zum Beispiel heißen, dass eine Seite in uns sehr gern ein Kind hätte, ein anderer Teil aber fürchtet, seine Freiheit zu verlieren oder mit der Verantwortung überfordert zu sein. C. G. Jung sagte zu solchen Polaritäten,

»dass die unbewussten Vorgänge in einer kompensatorischen Beziehung zum Bewusstsein stehen«.[45] Frauen, die gar kein Kind haben wollen und plötzlich schwanger werden, müssen sich genauso mit sich selbst auseinandersetzen wie Frauen, die sich ein Kind wünschen und nicht schwanger werden. Und das gilt natürlich auch für Männer. Daher lohnt es sich, sich mit dem eigenen Unbewussten zu beschäftigen, um nicht schicksalshaft aus dieser verborgenen Tiefe »ferngesteuert« zu werden.

Je parteiischer wir mit dem Kinderwunsch sind und je mehr wir uns darauf fixieren, umso wahrscheinlicher wird es, dass es im Verborgenen – dem eigenen Unbewussten – einen unbekannten Verhinderer geben wird, der die Absichten unseres Ichs zu durchkreuzen versucht. Diese Polarität im eigenen Inneren zu entdecken, kann ein Meilenstein auf deinem beziehungsweise eurem Weg zum Wunschkind sein.

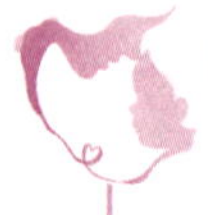

Partnerübung: Selbsterfahrung im Umgang mit dem unerfüllten Kinderwunsch

Vorbereitung und Anleitung

Bereite dir für diese Übung einen sicheren Schutzraum vor. Entweder machst du die Übung mit deinem Partner beziehungsweise deiner Partnerin oder einer anderen Person deines Vertrauens. Oder du machst sie für dich allein, indem du dir die Übungsanleitung zuvor auf dein Smartphone (Diktier- oder Sprachmemo-App) aufsprichst. Die drei Punkte (...) bedeuten wieder, dass du dir an dieser Stelle ein wenig Zeit geben solltest, damit du innerlich etwas aufsteigen lassen und spüren kannst.

Erster Prozess: Dem Kinderwunsch Gestalt geben

Stell dich für diese Übung hin, und schließ deine Augen. Denk jetzt bewusst an deinen Kinderwunsch. Und nimm dir etwas Zeit dafür, diese Sehnsucht innerlich zuzulassen ... Vielleicht kannst du dabei sogar spüren, wie dein Körper reagiert ... Dann achte darauf, wo und wie er reagiert ... Lenke die Aufmerksamkeit ganz dorthin. Spüre die Sehnsucht nach einem eigenen Kind in deinem ganzen Körper ... Und fang an, diese Sehnsucht nach einem Kind wie in einem Theaterstück als eine Rolle zu spielen ... Taste dich langsam hinein, und fang an, deinen Körper zu bewegen ... So langsam, dass du jede Bewegung bewusst spürst. Bewege dich eine Zeit lang darin ... Versuche, das so ernst zu nehmen, als ob du diese Rolle für einen Kinofilm bekommen wolltest. Und spiele diese Rolle so lange, bis du ganz darin angekommen bist ... Identifiziere dich ganz mit dieser Rolle.

Erst dann, wenn du ganz eins bist mit dieser Rolle, bleib stehen, und finde dafür ein Standbild wie eine Skulptur. Nimm eine Körperposition oder eine Gebärde ein, die ganz mit deiner Sehnsucht in Einklang steht ... Erlaube dir dann, alle Gefühle zuzulassen, die in dieser Körperhaltung in dir auftauchen ... Wenn du magst, kannst du aus diesem Gesamtempfinden heraus auch einen Laut oder einen Ton in dir aufsteigen lassen und ausdrücken. So spontan, wie Kinder ständig Laute machen als Ausdruck ihrer Gefühle, Empfindungen und Bedürfnisse. Lass deine Augen während dieser Übung die ganze Zeit geschlossen. Wenn du dich schließlich ganz eins fühlst mit deinem Kinderwunsch, dann sag dir tief in deinem Inneren: »Ich will jetzt eine Gestalt auf meiner inneren Theaterbühne sehen, die diese Seite von mir darstellt, die sich sehnlichst ein Kind wünscht ...«

Sei ganz offen und neugierig auf das spontane Bild, das nun in deinem Inneren entsteht. Lass keine Bewertung zu, sondern nimm das erste Bild, das kommt. Und das darf eine menschliche Gestalt, eine Märchenfigur, ein Schauspieler oder vielleicht auch ein Gegenstand sein. Sei einfach offen für das, was dein kreatives Unbewusstes dir als Fan-

tasiebild zeigt. So wie wir im Traum auch Bilder aus unserem Unbewussten empfangen, die wir uns nicht selbst ausgesucht haben ... Manchmal ist es vielleicht sogar nur eine vage Ahnung eines Bildes. Das reicht für deine weitere Entdeckungsreise. Damit ist deine *Kinderwunsch-Teilpersönlichkeit* geboren.
Wenn du dieses Bild oder vielleicht nur eine Ahnung eines Bildes vor Augen hast, dann ist das ausreichend für deinen weiteren Prozess.
Löse dich schließlich wieder von dieser Rolle, indem du aktiv einen Schritt zurück machst. Nimm wieder eine gerade aufrechte Haltung ein. Werde ganz zu einem liebevollen Beobachter, deinem erwachsenen Ich, das mit dieser inneren Figur über einen inneren Dialog eine Beziehung aufbauen kann.
Dafür kannst du dich jetzt wieder hinsetzen. Schreib dir alles auf, was du innerlich erlebt, gesehen und gefühlt hast.

1. Das innere Bild der KiWu-TP erfassen

Schließe dafür wieder deine Augen, jetzt im Sitzen, und lass die Teilpersönlichkeit wieder im inneren Bild erscheinen. Betrachte sie. Und stell dir die nachfolgenden Fragen, während du sie gleichzeitig siehst:

- Wie sieht sie aus? Ist sie männlich oder weiblich? Erwachsen, ein Kind oder ein Jugendlicher?
- Wie ist sie gekleidet?
- Welche Farben trägt sie?
- Was für eine Frisur hat sie?
- Was für eine Körperhaltung hat sie?
- Wie riecht sie?
- Was macht sie gerade?
- Wie macht sie das, was sie macht?

Schreibe dann alle Eindrücke in dein KiWu-Tagebuch.

2. Theorie und Vorbereitung auf den Dialog mit der KiWu-TP

Diese Gestalt, die du jetzt im inneren Bild gefunden hast, ist besagte Kinderwunsch-Teilpersönlichkeit. Sie personifiziert eine wichtige Seite von dir. In dem Maße, wie sie nun eine konkrete Gestalt angenommen hat, ermöglicht dir das, als Erwachsenen-Ich einen inneren Dialog mit ihr zu führen. Zuvor warst du unbewusst mit ihr identifiziert, und sie hat dich vielleicht im Alltag sehr beherrscht. Ab jetzt seid ihr »zu zweit«: dein erwachsenes Ich und deine KiWu-TP.

Durch deine *Disidentifikation* von ihr entsteht mehr Freiheit im Umgang mit deinem Kinderwunsch, weil du einen Teil von dir darin erkennen kannst, der dich dann nicht mehr dominiert. Man könnte sagen, dass du erst dein Kinderwunsch *warst* und jetzt einen Kinderwunsch *hast*. Solange sich solche einseitigen Identifikationen nicht erfüllen, führen sie fast immer zu Gefühlen der Hilflosigkeit und des Ausgeliefertseins. Indem wir unserem Wunsch ein Gesicht und eine Gestalt geben, wird er zu einer *Person im Inneren*, mit der wir eine Beziehung aufbauen können. Der Effekt ist in der Regel sehr befreiend, weil wir dann wieder mehr Gestalter unseres eigenen Lebens werden und schöpferische selbstregulierende Prozesse in Gang kommen können. Und wir entwickeln mehr Bewusstsein über uns selbst.

Genauso wie eine Schwangere auch mit ihrem Kind im Bauch spontan spricht, obwohl sie es noch nicht sehen kann, können wir jetzt mit unserer KiWu-TP bereits im Inneren sprechen. Wir treten in eine bewusste Beziehung zu ihr, statt uns von ihr beherrschen zu lassen.

3. Der Aufbau einer Beziehung zu deiner KiWu-TP

Nachdem du das äußere Erscheinungsbild dieser Figur erschlossen hast, lade ich dich jetzt ein, dich ihr innerlich erneut zuzuwenden. Vertrau dich dafür einfach deinen inneren Bildern an.

Schau sie wieder einen Moment lang still und achtsam an. Schenk ihr dafür deine gebündelte Aufmerksamkeit. Und versuche, so gut es geht, ihr einmal in die Augen zu schauen ... Was hat sie für einen

Augenausdruck? Die Seite von dir, die sich jetzt schon lange ein eigenes Kind wünscht und bisher nicht bekommt.
Dann lade sie im Inneren zu einem Dialog mit dir ein, und eröffne ihn mit dieser Einladung:

»Drück einmal alle deine Gefühle aus, die du jetzt über deinen unerfüllten Kinderwunsch unausgesprochen in dir trägst ...«

Bleib ihr dabei zugewandt und offen für das, was sie dir sagt, und lass dich davon berühren. Falls deine Augen feucht werden, lass es zu. Falls du Enttäuschung spürst, lass sie zu. Das Gleiche gilt auch für Wut und alle anderen Gefühle. Und bewerte nichts davon. Falls sie schweigt, ermutige sie, sich dir zu zeigen ... Achte gleichzeitig auf ihre Mimik und Gebärdensprache, die auch etwas über ihre Verfassung aussagen.
Dann frag sie:

»Was willst du jetzt?«

Lass sie wieder in deinem Inneren antworten. Und falls sie nichts sagt, wird die Antwort ganz unwillkürlich in dir aufsteigen. Dabei gibt es keine falschen Antworten. Entscheidend für das Gelingen dieses Prozesses sind deine Offenheit und deine Neugier. Und es ist auch hilfreich, wenn du innerlich einen guten Reflexionsabstand zu der Teilpersönlichkeit hast. Denn du bist nicht sie. Sie ist ein Teil von dir.
Dann frag sie:

»Was brauchst du wirklich?«

Diese Frage ist wie eine tiefere Schicht der vorherigen Frage. Sie führt noch mehr in die Tiefe. Und bewerte ihre Antworten nicht, sondern sei einfach wie ein liebevoller Therapeut neugierig und offen.

Stelle ihr die nächste Frage:

»Wie kannst du mein Leben bereichern, wenn du das bekommst, was du wirklich brauchst?«

Jeder Seelenanteil will von unserem erwachsenen Ich in seinen Bedürfnissen wahrgenommen werden. Ganz ähnlich, wie ein Kind auch von uns gesehen, ernst und wahrgenommen werden will. So kannst du das jetzt schon einmal mit dieser Teilpersönlichkeit üben. Und jedes Kind, das sich von uns wirklich gesehen fühlt und auf dessen Bedürfnisse wir eingehen, kann auch immer etwas zu unserem Leben und unserer Freude beitragen. Das gilt gleichermaßen auch im eigenen Inneren für unsere Teilpersönlichkeiten.
Aber auch das Gegenteil ist richtig. Deshalb lautet die nächste Frage:

»Wie kannst du mein Leben einschränken, wenn du nicht bekommst, was du wirklich brauchst?«

Jede Ignoranz gegenüber einem Bedürfnis hat einen Preis. Ein Baby, das schreit, weil es aus dem Kinderwagen raus auf den Arm genommen werden will, wird uns weiter plagen mit Geschrei, solange wir es nicht rausholen. Nehmen wir es hingegen auf den Arm, wird es erleichtert sein, sich freuen und uns mit seinem Lächeln beschenken und glücklich sein.
Nun noch eine letzte Frage:

»Was brauchst du jetzt von mir?«

Nachdem deine Kinderwunsch-Teilpersönlichkeit dir gesagt hat, was sie von dir braucht, kannst du dich jetzt selbst fragen, ob du bereit bist, auf ihr Bedürfnis wirklich einzugehen. Falls ja, kannst du ihr einfach in der Fantasie geben, was sie von dir braucht. Oder fühlst du dich überfordert oder einfach nicht bereit, ihr Bedürfnis zu versorgen?

Dann kannst du ihr auch das sagen. Und frag dich selbst ebenso, was dir innerlich im Weg steht, auf das Bedürfnis deiner Kinderwunsch-Teilpersönlichkeit einzugehen.
Versuche, dieses Hindernis als einen anderen Teil von dir zu akzeptieren. Hier meldet sich möglicherweise schon eine Facette deines *Inneren Verhinderers*, den wir später erforschen werden.
Schließlich kannst du noch ein Experiment machen. Versuch einfach einmal, so zu tun, als ob du ihr jetzt das gibst, was sie braucht. Und schau, was dann passiert.
Zum Schluss, nach dem Motto »Jedes Kind braucht einen Namen«: Gib ihr noch einen Namen, der ihre Haupteigenschaft benennt, wie zum Beispiel »Frau Sehnsucht«, »Frau Kreativ«, »Mama-TP« oder vielleicht »Mutter Teresa«. Alternativ kannst du sie auch selbst fragen:

»Wie heißt du?«

Und lass sie in deinem Inneren antworten.
Dann schreib wieder alle Antworten auf, die dir deine Kinderwunsch-Teilpersönlichkeit gegeben hat, und notiere auch alle anderen Beobachtungen, die du an ihr machen konntest, wie Mimik, Gebärden, Stimmungen und Gefühle.

4. Reflexionsphase: Die Bedeutung der KiWu-TP im Alltag erkennen

Nun kannst du folgende Fragen reflektieren und die Antworten dazu in deinem KiWu-Tagebuch notieren:

- Kennst du diese Teilpersönlichkeit bereits als eine Seite von dir beziehungsweise kannst du in dieser Gestalt einen Teil von dir wiedererkennen?
- Oder erlebst du sie in der Projektion an deinem Partner oder deiner Partnerin?

- Kannst du diese Gestalt als eine bewusste oder unbewusste Teilpersönlichkeit von dir akzeptieren?
- Wie viel Prozent deiner Lebensenergie ist darin gebunden? Dafür kannst du dir eine Skala von 0 bis 100 Prozent im inneren Bild vorstellen, die spontan bis zu einer Stelle ausschlägt.
- Wie viel Prozent deiner Lebensenergie bekommt sie/er?
- Wie viel Prozent deiner Lebensenergie stehen ihr/ihm wirklich zu?
- Wie viel wäre angemessen?
- Wann, wo und wie tritt sie/er in deinem Leben in Erscheinung?
- Was wäre, wenn er/sie alles wäre?
- Was wäre, wenn er/sie gar nicht da wäre? Was fehlte dann?

5. Die Identifikation mit der KiWu-TP: Erlebe sie!

Um deine Kinderwunsch-Teilpersönlichkeit noch besser kennenzulernen, lade ich dich zu einem weiteren Prozess ein. Stell dich dafür wieder hin, und imaginiere deine KiWu-TP vor deinem geistigen Auge. Stell dir einfach vor, dass sie vor dir steht. Dann nimm sie jetzt in ihrer Verfassung wahr. Spüre ihre Ausstrahlung, und versuch einmal, ihr in die Augen zu schauen und ihre Stimmung zu erspüren.

Je mehr du von ihrem Eindruck aufgenommen hast, umso leichter wird es dir fallen, jetzt einen großen Schritt nach vorn zu machen und dich mit deiner Kinderwunsch-Teilpersönlichkeit einmal ganz zu identifizieren. Fang an, ganz sie zu werden, ihre Körperhaltung einzunehmen, ihre Mimik und die für sie typischen Gebärden zu machen. Sei ganz sie, und spüre dabei, wie sich das in deinem Körper anfühlt.

Du kannst auch Laute machen, die deiner Stimmung entspringen. Dann frag dich einmal, mit welchem Lebensmotto du gerade unterwegs bist ... Und wie ist dein Lebensgefühl? ... Wo im Körper spürst du die meiste Energie? ... Gibt es irgendwelche Körpersymptome, die du sonst auch kennst?

Und dann, wenn dir etwas deutlich geworden ist, tritt aus dieser Iden-

tifikation heraus. Disidentifiziere dich, und sieh die KiWu-TP wieder vor dir stehen.
Setz dich nun hin, und schreib alles auf, was du in der Identifikation mit deiner KiWu-TP erlebt hast.

6. Vertiefender Dialog mit deiner KiWu-TP

Führe einen weiteren Dialog im Sitzen mit ihr. Schließ dafür wieder die Augen, stell ihr deine Fragen, und lass sie im Inneren antworten:

- Wen magst du? Hast du Freunde?
- Wie fühlst du dich in deiner Umgebung?
- Wie bist du in meinem Leben entstanden?
- Wie bist du so geworden, wie du bist?
- Was hat dich geprägt?
- Was brauchst du wirklich?
- Und was brauchst du jetzt von mir?

Schreib wieder alles auf, wie sie reagiert hat und was sie auf deine Fragen geantwortet hat.

7. Reflexion

Dann reflektiere die Antworten für dich, und schreib sie auf:

- Wie lange kennst du deine Kinderwunsch-Teilpersönlichkeit schon?
- Wie ist sie entstanden? Durch Fremdeinflüsse oder aus dir heraus?
- Verstehst du ihre Antworten?
- Was sind ihre Stärken?
- Was sind ihre Schwächen?
- Was willst du deiner KiWu-TP gern sagen?
- Dann sag es ihr. Und schau, wie sie darauf reagiert.
- Was ist jetzt noch wichtig zu sagen oder zu machen?

EMPFEHLUNG AN THERAPEUTEN

In meinem therapeutischen Verständnis ist es wichtig, dass wir Klienten nicht dabei unterstützen, was ihre vordergründigen Absichten sind, sondern dabei herauszufinden, was die verborgene Absicht ihrer Seele ist. Nur wenn die Seele des Menschen, ihr ganzes Sein, mit der Absicht in Einklang bringen kann, werden sich auch die Wünsche erfüllen.

Anderenfalls passiert das, was wir heute bei so vielen Menschen mit unerfülltem Kinderwunsch sehen: Wie im Märchen oder der literarischen »Heldenreise« müssen wir uns oft noch an einigen Aufgaben und Herausforderungen bewähren, bevor wir mit einem Kind beschenkt werden.

Psychologisch bedeutet das meistens, dass wir uns mit unserem Schatten, den verdrängten Anteilen unserer Persönlichkeit, versöhnen müssen. Das sind die Facetten von uns, die wir nicht leiden können und deshalb ablehnen, weil wir so nicht sein wollen. Manchmal liegen unsere Schattenanteile auch noch tiefer verborgen, und wir haben überhaupt kein Bewusstsein darüber.

Insofern beginnt hier die größte Herausforderung in unserem Prozess. Es geht um die Begegnung mit unserem *Inneren Verhinderer,* dem Teil, der über die Macht verfügt, bei uns Frauen das Hormonsystem so zu irritieren, dass unser Körper entweder erst gar nicht empfangsbereit ist. Oder wenn doch, dass er nicht bereit ist, die Schwangerschaft zu halten, und es zu Fehlgeburten kommen kann. Oder bei Männern vielleicht sogar Einfluss auf das Spermiogramm hat.

Mit dem zweiten Prozess in diesem Übungszyklus wird es möglich, den (vollkommen) unbewussten und verhindernden Anteil zu erkennen und ihn zu integrieren.

Zweiter Prozess: Die Entdeckung des eigenen Inneren Verhinderers

Je mehr und je länger wir uns im Leben unbewusst mit dem Kinderwunsch identifizieren, umso wahrscheinlicher ist es, dass sich ein Innerer Verhinderer unterschwellig bemerkbar macht. Das kann sich darin zeigen, dass wir unbedingt ein Kind haben wollen, aber im Untergrund ein innerer Gegenspieler eine solche Macht über unser Hormonsystem ausübt, dass wir einfach nicht schwanger werden. Er kann sich in starken Ängsten, Skepsis, Zweifeln, Infragestellung, Kritik und Unsicherheit widerspiegeln. Manchmal liegen auch familiäre Belastungen bei den Eltern wie Abtreibungen oder Verluste von Kindern vor, die unverarbeitet sind und dadurch eine stark hemmende Wirkung in uns haben können. Oder wir sind mit einem Partner oder einer Partnerin zusammen, der oder die kein Kind haben will. Dann erleben wir die Verhinderung im Außen, in der Projektion, wie man das in der Psychologie nennt. Und unsere KiWu-TP »kämpft« dann mit ihm oder ihr um die Durchsetzung des Wunschs.

Vor diesem Hintergrund lassen sich C. G. Jungs Worte, dass die unbewussten Vorgänge in einer kompensatorischen – ergänzenden – Beziehung zum Bewusstsein stehen, besser verstehen. Das kann bedeuten, dass unser fehlendes Bewusstsein über bestimmte Ängste verhindert, schwanger zu werden. Deshalb ist die Bewusstwerdung der eigenen inneren Situation so wichtig, damit sie im Außen nicht zum Schicksal wird.

Und da kann dann auch die beste Reproduktionsmedizin nichts daran ändern, wenn die eigene innere Chemie von zu vielen Ängsten und inneren »Neins« beherrscht wird. Denn trotz äußerer Unterstützung durch die moderne Technik in der heutigen Medizin bleibt das neue »Leben ein Geschenk der Natur«.[46]

Deshalb lade ich dich an dieser Stelle zu einem weiteren sehr wichtigen Prozess ein, der möglicherweise eine Antwort auf das Rätsel der Verhinderung deines Kinderwunschs gibt.

1. Dem »unbekannten Nein« ein Gesicht geben

Stell dich für diese Übung hin, und schließe deine Augen.
Jetzt imaginiere erneut deine KiWu-TP vor deinem geistigen Auge. Lass sie im inneren Bild wieder lebendig werden ... Wenn du sie deutlich im Raum vor dir stehend wahrnehmen kannst, mach ganz bewusst einen Schritt nach vorn, tritt in sie hinein, und identifiziere dich ganz mit ihr. Werde zu ihr. Spiel sie im Raum ... Beweg dich in ihr. Und spür noch einmal, wie sich das jetzt anfühlt, ganz mit deiner Kinderwunsch-Teilpersönlichkeit identifiziert zu sein ... Und mach Laute dazu ... Spüre das Bereichernde darin ... und auch das Begrenzende ...
Dann halte irgendwann inne, mach ein Standbild, und sei dir deiner Identifikation bewusst ...
Jetzt frag dich nacheinander:

- Wen magst du nicht?
- Hast du Feinde?
- Was steht dir am meisten im Weg?
- Was ist dein größtes Hindernis im Leben?

Und dann dreh dich um 180 Grad um, und stell dir vor, dass du jetzt deinen inneren Gegenspieler und Verhinderer vor deinem inneren Auge siehst ...
Wen siehst du da vor dir stehen?
Sobald du eine Gestalt sehen kannst, disidentifiziere dich aus der KiWu-TP, und mach einen Schritt zurück, sodass du jetzt zwei Teilpersönlichkeiten sehen kannst. Einmal die inzwischen bekannte KiWu-TP und einmal deinen Inneren Verhinderer. Schenk ihm jetzt deine volle Aufmerksamkeit ... Mach dir einen Eindruck von seinem äußeren Erscheinungsbild ...:

- Wie sieht er aus? Ist er männlich oder weiblich?
- Wie alt ist er ungefähr?

- Wie ist er gekleidet?
- Welche Farben trägt er?
- Was für eine Frisur hat er?
- Was für eine Körperhaltung hat er?
- Wie riecht er?
- Was macht er gerade?
- Wie macht er das, was er macht?
- Was für eine Ausstrahlung hat er?
- Welche Stimmung verbreitet er?

Schreib nun alle deine Eindrücke auf.

2. Die Arbeit mit dem Gegenpol

Für diese Gestalt, die du jetzt im inneren Bild gefunden hast, wähle ich zwar die männliche Form, sie kann aber trotzdem auch eine weibliche Teilpersönlichkeit sein. Jedenfalls personifiziert der Innere Verhinderer wahrscheinlich eine bisher unbewusste und abgelehnte Seite von dir. In dem Maße, wie wir etwas Unbewusstes in uns entdecken, können wir mehr Kontrolle über unser Leben bekommen und fühlen uns unserem Schicksal weniger ausgeliefert. Dann müssen wir diese Seite auch nicht mehr auf andere Menschen projizieren und sie im Außen bekämpfen, sondern können mehr Verantwortung für unser eigenes Leben und unser Schicksal übernehmen.

Das beschenkt uns zunehmend mit dem Gefühl von Selbstbestimmung und damit auch mehr Identität. Ein Bewusstsein dafür zu entwickeln, dass »der Feind« als der Verhinderer der Schwangerschaft im eigenen Inneren sitzt, könnte etwas Entlastendes haben, weil wir dann lernen können, mit ihm umzugehen. Und wann immer wir selbst etwas gestalten können, lösen sich unsere inneren Blockaden.

Deshalb wollen wir jetzt im Dialog den Inneren Verhinderer unseres Kinderwunschs näher kennenlernen. Dazu gibt es wieder einen Fragenkatalog nach dem gleichen Modell wie bei der KiWu-TP.

3. Das unbekannte Potenzial des Inneren Verhinderers

Nachdem du das äußere Erscheinungsbild des Gegenspielers erschlossen hast, lade ich dich jetzt ein, dich ihm innerlich erneut zuzuwenden. Und vertrau dich wieder deinen inneren Bildern an.
Dafür schau ihn einfach einen Moment lang still und achtsam an. Schenk ihm deine gebündelte Aufmerksamkeit. Und versuche, so gut es geht, ihm einmal in die Augen zu schauen. Was hat die Seite von dir, die sich deiner Sehnsucht nach einem Kind bisher in den Weg stellt, für einen Ausdruck in den Augen?
Dann lade den Inneren Verhinderer zu einem Gespräch mit dir ein. Und eröffne den Dialog mit dieser Aufforderung:

»Drück einmal alle deine Gefühle aus, die du jetzt empfindest!«

Bleib ihm dabei zugewandt und offen für das, was er dir sagt, und lass dich davon berühren. Falls du wütend wirst, lass es zu ... Sollten deine Augen feucht werden, lass auch das zu. Wenn du Enttäuschung spürst, lass sie ebenfalls zu. Das Gleiche gilt auch für Trauer oder Erleichterung und alle anderen Gefühle. Und bewerte nichts davon.
Dann frag ihn:

»Was willst du jetzt?«

Und lass ihn wieder in deinem Inneren antworten. Falls er nichts zu sagen scheint, wird die Antwort anders ganz unwillkürlich in dir aufsteigen. Dabei gibt es keine falschen Antworten. Entscheidend für das Gelingen dieses Prozesses ist deine Offenheit und deine Neugier. Und es ist auch hilfreich, wenn du innerlich einen guten Reflexionsabstand zu der Teilpersönlichkeit hast. Denn du bist nicht er. Er ist ein Teil von dir.
Dann frag ihn:

»Was brauchst du wirklich?«

Diese Frage ist wie eine tiefere Schicht der vorherigen. Sie führt noch mehr in die Tiefe. Bewerte seine Antworten nicht, sondern sei einfach wie ein liebevoller Therapeut neugierig und offen.
Die nächste Frage lautet:

»Wie kannst du mein Leben bereichern, wenn du das bekommst, was du brauchst?«

Diese Frage mag dir im ersten Moment vielleicht erstaunlich erscheinen, weil er bisher möglicherweise die Ursache für deine Verhinderung war. Aber wenn du ihn ganz unschuldig antworten lässt, bekommst du vielleicht eine wertvolle erhellende Antwort ...
Die nächste Frage scheint vielleicht leichter zugänglich zu sein:

»Wie kannst du mein Leben einschränken?«

Versuche, unvoreingenommen zu sein, und lass ihn antworten. Es ist wichtig, immer offen zu bleiben, um nichts zu unterstellen. Nur so bekommen wir einen tiefen Zugang zu neuen, bisher unbekannten Teilpersönlichkeiten.
Und stell noch eine weitere Frage:

»Was brauchst du jetzt von mir?«

Nachdem dein Innerer Verhinderer dir mitgeteilt hat, was er von dir braucht, kannst du dich selbst fragen, ob du bereit bist, wirklich auf sein Bedürfnis einzugehen. Falls ja, kannst du ihm einfach geben, was er von dir braucht. Oder fühlst du dich überfordert oder einfach nicht bereit, sein Bedürfnis zu bedienen? Dann kannst du ihm auch das sagen. Und frag dich selbst auch, was dir innerlich im Weg steht, um auf die Wünsche deines Inneren Verhinderers einzugehen. Versuche, dieses Hindernis als einen anderen Teil von dir zu akzeptieren.

Und zum Schluss kannst du ein Experiment wagen. Versuche einfach einmal, so zu tun, als ob du ihm jetzt gäbest, was er braucht. Und schau, was dann passiert.
Die letzte Frage lautet:

»Wie heißt du?«

Oder gib ihm selbst einen Namen, der für dich sein charakteristisches Merkmal herausstellt. (Zur Unterscheidung verschiedener Teilpersönlichkeiten ist es wichtig, ihnen eindeutige Namen zu geben.)
Dann schreib wieder alle Antworten auf, die dir dein Innerer Verhinderer gegeben hat. Und notiere auch alle deine anderen Beobachtungen wie Mimik, Gebärden, Stimmungen und Gefühle.

4. Wie zeigt sich der Innere Verhinderer in deinem Leben?

Zum Abschluss dieses zweiten Prozesses kannst du wieder folgende Fragen reflektieren und in deinem Tagebuch festhalten:

- Erkennst du in deinem Inneren Verhinderer einen Teil von dir wieder?
- Oder erlebst du ihn in der Projektion auf deinen Partner beziehungsweise deine Partnerin?
- Kannst du diese Gestalt als eine (bisher unbewusste) Teilpersönlichkeit deiner selbst akzeptieren?
- Wie viel Prozent deiner Lebensenergie ist darin gebunden? Dafür kannst du dir eine Skala von 0 bis 100 Prozent im inneren Bild vorstellen, die spontan bis zu einer Stelle ausschlägt.
- Wie viel Prozent deiner Lebensenergie bekommt er/sie?
- Wie viel Prozent deiner Lebensenergie stehen ihm/ihr wirklich zu? Wie viel wäre angemessen?
- Wann, wo und wie tritt er/sie in deinem Leben in Erscheinung?
- Was wäre, wenn er/sie gar nicht da wäre? Was würde dann fehlen?

5. Die Identifikation mit dem Inneren Verhinderer: Erlebe ihn!

Um die Verhinderer-Teilpersönlichkeit noch besser kennenzulernen, lade ich dich zu einem weiteren Prozess ein. Stell dich dafür wieder hin, und imaginiere den Verhinderer vor deinem geistigen Auge. Stell dir einfach vor, dass er vor dir steht. Dann nimm ihn in seiner Verfassung wahr. Spüre seine Ausstrahlung. Versuche dann einmal, ihm in die Augen zu schauen und seine Stimmung zu spüren.

Je mehr du von seinem Eindruck aufgenommen hast, desto leichter wird es dir jetzt fallen, einen großen Schritt nach vorn zu machen und dich mit ihm einmal ganz zu identifizieren. Fang an, ganz er zu werden, seine Körperhaltung einzunehmen, seine Mimik und die für ihn typischen Gebärden zu machen. Sei ganz er, und spüre dabei, wie sich das in deinem Körper anfühlt.

Fang an, dich darin zu bewegen und Laute zu äußern, die deiner Stimmung entsprechen. Dann frag dich einmal, mit welchem Lebensmotto du gerade unterwegs bist ... Und wie ist dein Lebensgefühl? Wo im Körper spürst du die meiste Energie? ... Gibt es irgendwelche Körpersymptome, die du sonst auch kennst? ...

Wenn dir etwas deutlich geworden ist, tritt aus dieser Identifikation wieder heraus. Disidentifiziere dich, und sieh den Inneren Verhinderer wieder vor dir stehen.

Setz dich ein weiteres Mal hin, und schreib alles auf, was du in der Identifikation mit deinem Inneren Verhinderer erlebt hast.

6. Vertiefender Dialog mit deinem Inneren Verhinderer

Dann führe einen weiteren Dialog im Sitzen mit ihm. Schließe dafür wieder die Augen, stell ihm deine Fragen, und lass ihn im Inneren antworten:

- Wen magst du?
- Hast du Freunde?

- Wie fühlst du dich in deiner Umgebung?
- Wie bist du in meinem Leben entstanden?
- Wie bist du so geworden, wie du bist?
- Was hat dich geprägt?
- Und wen magst du nicht?
- Wer sind deine Feinde?
- Und was steht dir im Weg?
- Was ist dein größtes Hindernis im Leben?
- Was brauchst du wirklich?
- Und was brauchst du jetzt von mir?

7. Reflexion

Dann reflektiere die Antworten für dich, und schreib sie auf:

- Kennst du deinen Inneren Verhinderer schon länger?
- Oder erlebst du ihn vor allem an anderen?
- Wie ist er entstanden? Durch Fremdeinflüsse oder aus dir heraus?
- Verstehst du seine Antworten?
- Was sind seine Stärken?
- Was sind seine Schwächen?
- Was willst du deinem Inneren Verhinderer selbst gern sagen?
- Dann sag es ihm. Und schau, wie er darauf reagiert.
- Ist jetzt noch etwas wichtig zu sagen oder zu machen?

DAS AKZEPTANZ-EXPERIMENT

Wann immer der Prozess ins Stocken gerät, ist es hilfreich, sich mit der Frage der Akzeptanz zu beschäftigen. Das »Stocken« kann auf beiden Seiten der Polarität passieren, je nachdem, aus welcher Position du diesen Prozess startest.

Wenn du zum Beispiel als Mann eine Partnerin mit einem starken Kinderwunsch hast, dem Bedürfnis deiner Frau aber selbst verhalten oder ablehnend gegenüberstehst, mag es leicht passieren, dass du deine eigene, unbewusste Kinderwunsch-Teilpersönlichkeit zunächst nicht akzeptieren kannst. Du erlebst sie dann in der Projektion auf deine Partnerin.

Umgekehrt kann es passieren, wenn du als Frau einen starken Kinderwunsch hast, dein Partner aber verhalten oder ablehnend damit umgeht, dass es dir schwerfällt, deinen Inneren Verhinderer als einen eigenen inneren Anteil zu akzeptieren, da du ihn bisher auf deinen Partner projiziert hast.

In beiden Fällen lohnt es sich, ein sogenanntes Akzeptanz-Experiment zu machen. Dafür sei mein Verständnis von Akzeptanz kurz erklärt. Im Zusammenhang mit Teilpersönlichkeiten haben wir es immer mit autonomen Energiekreisläufen (Komplexen) in der Psyche des Menschen zu tun, die nach stereotypen Mustern agieren und eine emotionale Grundstimmung haben. Bildlich gesprochen, funktionieren sie wie ein Computerprogramm immer auf dieselbe Weise.

Die Personifikation einer Teilpersönlichkeit zeigt ihre aktuelle Verfassung. Je mehr eine Teilpersönlichkeit von der Person abgelehnt wird, umso hässlicher wird die Fratze sein, die sie von sich präsentiert. Gelingt es unserem Ich hingegen, die Existenz von Teilpersönlichkeiten grundsätzlich anzunehmen, werden sie im Inneren umso mehr kooperieren und unsere Gesamtpersönlichkeit erweitern.

Akzeptanz ist auch nicht zu verwechseln mit einer positiven Bewertung und damit, sie einfach gutzuheißen, sondern Akzeptanz meint, dass ich in die Existenz einer solchen inneren Gestalt einwillige nach dem Motto: »Ja, ich akzeptiere, dass du da bist.«

Der Hintergrund von Ablehnung einer Teilpersönlichkeit hängt oft mit unseren (manchmal unbewussten) Bewertungssystemen und unseren Idealen zusammen, denen die Teilpersönlichkeit nicht gerecht wird.

Um dir ein angemessenes eigenes Urteil über deine Teilpersönlichkeit bilden zu können, die dich mehr herausfordert oder die abzulehnen du geneigt bist, lohnt es sich, folgendes Experiment innerlich einmal allein durchzuspielen.

ERSTER SCHRITT: ABLEHNUNG

- Stell dich hin, und imaginiere im inneren Bild die Teilpersönlichkeit, die anzunehmen dir gerade Schwierigkeiten bereitet: die KiWu-TP oder den Inneren Verhinderer.
- Dann sprich zu der Teilpersönlichkeit, und sag ihr laut: »Ich will dich nicht in meinem Leben haben«, »Ich will dich nicht akzeptieren!« oder »Ich lehne dich ab« ...
- Schau, wie sie darauf reagiert ...
- Und lass diese Reaktion auf deinen Körper wirken ... Spüre, wie dein Körperfeld darauf antwortet, wenn du die Teilpersönlichkeit ablehnst und sie entsprechend darauf reagiert ...
- Wie erlebst du das? ... Finde eine Körperhaltung oder eine Gebärde dafür, die wie eine Antwort des Körpers auf deine Ablehnung der Teilpersönlichkeit ist ... Und äußere einen Laut aus dem Gefühl heraus ...
- Tritt dann aus der Gebärde wieder heraus, disidentifiziere dich, und schau noch einmal auf deine Teilpersönlichkeit, wie sie jetzt aussieht ...
- Nimm einen tiefen Atemzug, und lass diese Erfahrung gehen ...
- Mach dir ein paar Notizen zu dieser Erfahrung.

ZWEITER SCHRITT: AKZEPTANZ

- Lass dieselbe Teilpersönlichkeit noch einmal vor deinem inneren Auge erscheinen ...
- Experimentiere diesmal damit, so zu ihr zu sprechen: »Ich sehe dich, und ich will versuchen, dich immer mehr anzunehmen und dich kennenzulernen ...«

- Wie reagiert deine Teilpersönlichkeit jetzt?
- Und was spürst du nun in deinem Körper?
- Lass dafür wieder eine Antwort des Körpers aufkommen, und mach eine Gebärde …
- Und wenn du magst, äußere auch wieder einen Laut …
- Dann disidentifiziere dich aus der Körperhaltung, mach einen Schritt zurück, und sieh die Teilpersönlichkeit wieder vor dir stehen.
- Nimm einen tiefen Atemzug, und lass diese Erfahrung gehen …
- Mach dir nun wieder Notizen über dein Erleben.

DIE EINSICHT

- Stell dir vor, du siehst beide Reaktionen - Ablehnung und Akzeptanz - deiner Teilpersönlichkeit wie zwei Facetten von ihr nebeneinander vor deinem geistigen Auge …
- Lass dich von diesem inneren Eindruck berühren …
- Denk nicht darüber nach, sondern vertraue auf deine Gefühle und deine Körperempfindungen.
- Lass deine innere Einsicht dazu aufsteigen …
- Schreib auf, was du in diesem Experiment für dich erfahren hast …
- Was ist dir deutlich geworden?
- Worauf kommt es jetzt an?

Dritter Prozess: KiWu-TP trifft Inneren Verhinderer

1. Das Verständnis für die Arbeit mit inneren Gegensätzen

Was haben wir bisher erreicht? Zunächst hattest du Gelegenheit, deine KiWu-TP kennenzulernen, indem du dein Bewusstsein von deinem Kinderwunsch disidentifiziert hast und erkennen konntest, dass es »nur« eine Facette deiner Persönlichkeit ist, aber nicht du als ganzer Mensch. Durch diese Bewusstwerdung wurde es dir möglich, diese Seite von dir von außen zu betrachten und zu lernen, einen inneren Dialog mit ihr zu führen. Auf solche Weise entsteht eine bewusste Beziehung zwischen deinem Ich und einem Inhalt deines Bewusstseins. Bei C. G. Jung heißt es: »Worauf es vor allem ankommt, ist die Unterscheidung zwischen dem Bewußtsein und den Inhalten des Unbewußten. Diese muß man sozusagen isolieren, und das geschieht am leichtesten, indem man sie personifiziert und dann vom Bewußtsein her einen Kontakt herstellt.«[47]

Solange wir uns einseitig mit unserem Kinderwunsch identifizieren, sehen wir das Leben nur durch diese Brille. Infolgedessen entsteht das Leiden, weil wir uns viel zu sehr darauf reduzieren, dass nur die Erfüllung unseres Kinderwunschs uns glücklich machen und erfüllen könnte. In dem Moment dieser einseitigen Identifikation ist uns nicht bewusst, wie sehr uns die Existenz eines eigenen Kindes auch einschränken könnte und in mancherlei Hinsicht über viele Jahre auch Verzicht auf bestimmte Teilaspekte des Lebens bedeuten kann.

In einem zweiten Schritt haben wir geschaut, wie sich die Verhinderung deines Kinderwunschs auch als eine Teilpersönlichkeit im eigenen Inneren darstellt. Durch die Bewusstmachung dieser inneren Polarität können wir mehr zum Gestalter auch unseres eigenen Lebens werden und brauchen uns weniger schicksalhaft ausgeliefert zu fühlen.

Johann Wolfgang von Goethe sagte: »Müsset im Naturbetrachten / Immer eins wie alles achten: / Nichts ist drinnen, nichts ist draußen; / Denn was innen, das ist außen.«[48] Meine tiefenpsychologische Erfahrung hat mich gelehrt, dass eine innere Veränderung nicht nur unsere Körperchemie reguliert, sondern auch äußere Veränderungen anzieht. Selten ist es umgekehrt. Damit meine ich nicht, dass wir zum Beispiel nach einem anderen Partner Ausschau halten müssen, um schwanger werden zu können. Sondern eher, dass wir unsere innere Situation zunächst erkennen müssen, um zu sehen, was wir vielleicht im Umgang mit uns selbst beziehungsweise mit unserer Teilpersönlichkeit mehr brauchen, damit sich in unserem Leben etwas verändern kann.

Deshalb will ich dich ermutigen, dich weiter auf deinen inneren Prozess einzulassen und die innere Beziehung zwischen deinen beiden Teilpersönlichkeiten, der KiWu-TP und ihrem Inneren Verhinderer, weiter zu erforschen.

Es ist normal, dass einem dieser Prozess manchmal anstrengend erscheint, aber das muss nicht so sein. Bleib einfach dran, halt durch im guten Sinne, und folge in einem für dich stimmigen Tempo den einzelnen Übungsabschnitten. Diese Anstrengung in Kauf zu nehmen, wird am Ende mit einer positiven Veränderung im eigenen Inneren belohnt.

Durch die Personifikation der beiden Teilpersönlichkeiten kann es uns gelingen, ein neues Verständnis unserer Dynamik rund um den Kinderwunsch zu entwickeln, das schließlich zu einer natürlichen konkreten Fruchtbarkeit beitragen kann und unsere Entwicklung generell vorantreibt.

Dafür gilt es im nächsten Schritt, einen Beobachter, unser Ich, zu installieren als eine Instanz, die vermitteln kann. Aus dieser Beobachterperspektive sind wir »unverwickelt« und können uns »allparteilich« in beide Seiten einfühlen. Von dort aus können wir wie ein Zeuge zuschauen, welche Dynamik sich zwischen den beiden Teilpersönlichkeiten entwickelt. Wir können die beiden einander begegnen lassen und selbst einen inneren Dialog mit jedem Einzelnen und beiden zusammenführen. Denn nur so kann das unbewusste Spannungsfeld bewusst und verändert werden.

Es entsteht ein Bewusstsein, das frei von Identifikationen ist. Das Ich kann sich mal auf die Kinderwunsch- und mal auf die Innere-Verhinderer-Teilpersönlichkeit beziehen. In beiden Fällen ist es weder mit der einen noch mit der anderen Seite identifiziert.

2. Erste Begegnung von KiWu-TP und Innerem Verhinderer

Nachdem du inzwischen die beiden Teilpersönlichkeiten, die mit deinem Kinderwunsch und seiner Verhinderung zusammenhängen, einzeln erforscht hast, lade ich dich jetzt ein, die Dynamik zwischen den beiden zu erkunden.
Dafür richte dich in einer bequemen Sitzhaltung ein. Schließ deine Augen, und sag dir selbst:

»Ich will jetzt meine Kinderwunsch-Teilpersönlichkeit und ihren Inneren Verhinderer zusammen vor meinem inneren Auge sehen ...«

Sei offen dafür, dass sich ein inneres Bild einstellt, das die innere Verfassung und die Beziehungsqualität des Gegensatzpaares in diesem Moment deutlich werden lässt. Betrachte dein inneres Bild, und stell dir folgende Fragen:

- Was machen die beiden Teilpersönlichkeiten gerade?
- Wie stehen deine KiWu-TP und ihr Innerer Verhinderer zueinander in Beziehung?
- Reden sie miteinander? Oder streiten sie? Kämpfen sie? Oder sind sie eher voneinander abgewandt?
- Wie sind die Kräfte verteilt? Wer ist stärker? Wer ist schwächer?
- Kennst du diese Art der Begegnung, die du jetzt von außen beobachten kannst? Sei es als ein inneres Erleben von »Aufgespanntheit« oder als äußeren Konflikt mit deinem Partner beziehungsweise deiner Partnerin?
- Wie reagiert dein Körperfeld darauf, wenn du beide Teilpersönlichkeiten im Inneren beobachtest? Nimm dir einen Moment Zeit, deine Körperempfindungen bewusst wahrzunehmen ...

Mach dir dann ein paar Notizen zu deinen Beobachtungen. Lass dabei auch spontane Assoziationen aufsteigen. Wie berührt dich dieses verborgene Zusammenspiel deiner KiWu-TP mit ihrem Inneren Verhinderer?

Im nächsten Schritt lade ich dich ein, tiefer in diese Dynamik einzutauchen, indem du dich abwechselnd mit beiden Seiten nacheinander identifizierst. Dabei hilft dir vielleicht die Imagination einer dramatischen Inszenierung auf einer Theaterbühne.
Stell dir vor, du selbst wärst der Regisseur, der jetzt die Begegnung der beiden Protagonisten aufführt. Der Regisseur tritt zu beiden Rollen in Beziehung und kann auf beider Bedürfnisse eingehen. Und dann identifizierst du dich nacheinander mit den beiden Figuren. So kannst du sukzessive drei verschiedene Positionen im Inneren erkunden: den Regisseur, die KiWu-TP und den Inneren Verhinderer.

Stell dir mit geschlossenen Augen im Stehen die beiden Teilpersönlichkeiten im Raum vor. Sieh, wie sie miteinander agieren. Dann lade sie als Regisseur ein, sich gegenseitig alle Gefühle zu zeigen, wie es ihnen miteinander geht ...
Sobald du ein Gefühl für die beiden Positionen entwickelt hast, tritt nacheinander in die Teilpersönlichkeiten ein, und spiele sie ... Fang mit der KiWu-TP an:

- Verbinde dich als Erstes ganz mit deiner Sehnsucht nach einem Kind und dem Wunsch, Mutter zu werden ...
  - An dieser Stelle erlaube dir, zu 100 Prozent die KiWu-TP zu sein.
- Dann schau im inneren Bild deinen Verhinderer an, und spüre den Effekt seiner Präsenz. Lass alle Gefühle ihm gegenüber in dir aufsteigen ...
- Dann drücke deinem Inneren Verhinderer gegenüber alle deine Gefühle aus ...
- Sag ihm, wie du ihn findest ...

- Wenn dir keine Worte einfallen, sprich einfach Kauderwelsch ... Trau dich, nur emotional zu sein ...
- Mach Laute, die deinem Unmut und Ärger darüber Ausdruck verleihen, wie er dich behindert ...
- Mach Gebärden dazu ...
- Spiel die Rolle in der Intensität, wie du sie jetzt in deinem Körper erlebst ...
- Und lass keine Innere-Kritiker-Stimmen zu, die das nach dem Motto »Das bringt doch sowieso nichts!« für Nonsens halten könnten.
- Mach weiter! Und lebe deine ganze Ladung aus ...
- Zeig deinem Inneren Verhinderer mit Worten und Gebärden, wie es für dich ist, dass er die Erfüllung deines Kinderwunschs bisher boykottiert hat ...
- Versuche, innerlich immer im Blickkontakt mit ihm zu bleiben, so gut es geht ...
- Achte auch auf seine Reaktionen ...
- Vielleicht hörst du sogar, wie er dir bereits antwortet ...
- Mach das so lange, bis du dich damit zufrieden fühlst.
- Dann nimm dir einen Moment Zeit, deinen Körper zu spüren und wieder zur Ruhe zu kommen ...
- Zum Schluss mach einen Schritt zurück, und disidentifiziere dich wieder.
- Werde erneut zum Regisseur, und sieh jetzt deine KiWu-TP mit etwas Abstand vor dir stehen. Wie geht es ihr jetzt, nachdem sie ihrem Verhinderer gegenüber einmal alle Gefühle ausgedrückt hat?
- Wenn du den Effekt des emotionalen Selbstausdrucks der Kinderwunsch-Teilpersönlichkeit beobachten kannst, öffne langsam wieder die Augen.
- Als Regisseur kannst du dich einen Moment hinsetzen und das in der KiWu-TP Erlebte aufschreiben. Betrachte nun als Regisseur wieder beide Figuren im inneren Bild. Und stelle fest, welche Veränderungen es möglicherweise gibt.

Dann lenk deine Aufmerksamkeit auf deinen Inneren Verhinderer, und stell dir vor, dass er vor dir steht. Erkunde, wie es ihm jetzt geht, nachdem er die Gefühlsentladung deiner KiWu-TP erlebt hat ...

Dann entscheide dich, einen großen Schritt in den Verhinderer hineinzumachen, und identifiziere dich ganz mit ihm. *Werde* zum Verhinderer ...

- Finde als Verhinderer eine Körperhaltung, die dir ganz entspricht, und wende dich im inneren Bild deinem inneren Gegenspieler, der KiWu-TP, zu.
- Schau sie an ... Und lass ihre Energie auf dich wirken ...
- Wie berührt es dich, ihren drängenden Wunsch zu erleben?
- Spüre dann deine Beziehung zu ihrem Kinderwunsch ...
- Welche Gefühle steigen in dir auf?
- Drück der KiWu-TP gegenüber alle deine Gefühle aus, die du jetzt empfindest ...
- Sag ihr, was dich an ihrem Wunsch schreckt ...
- Was du fürchtest ...
- Was dir widerstrebt ...
- Was du ihr nicht zutraust ...
- Was dich empört ...
- Was dich sorgt ...
- Und nun spüre, ob es noch etwas zu sagen gibt ... und bring auch das zum Ausdruck.
- Wenn alles gesagt ist, mach wieder einen großen Schritt zurück, disidentifiziere dich von dem Inneren Verhinderer, und werde wieder zum Regisseur deines Theaterstücks.
- Schau als Regisseur aus dem Abstand noch einmal auf den Inneren Verhinderer. Wie geht es ihm jetzt, nachdem auch er einmal seine ganze Betroffenheit und alle Gefühle gegenüber der KiWu-TP ausdrücken konnte ...?

Aus der Position des Regisseurs (Ich-Bewusstsein) kannst du jetzt wieder beide Figuren mit Abstand betrachten. Wie ist die Beziehung der beiden? Was hat sich durch den Gefühlsausdruck in der Beziehung verändert? Schreib alles auf, was du nacheinander in den Identifikationen erlebt hast und wie sich die Beziehung in deinem inneren Bild entwickelt hat.

3. Vertiefender Dialog zwischen KiWu-TP und Innerem Verhinderer

Als Regisseur kannst du nun einen vertiefenden Dialog zwischen beiden Polen moderieren. Dazu lass jeweils die KiWu-TP dem Verhinderer und umgekehrt auf folgende Fragen antworten:

- Was ist das Schlimmste an dir (jeweils der KiWu-TP und dem Inneren Verhinderer)?
- Was ist das Beste an dir?
- Was willst du von mir?
- Was brauchst du wirklich von mir?
- Was kannst du zu meinem Leben beitragen?
- Wie kannst du mein Leben einschränken?
- Was gibt es sonst noch zu sagen oder zu tun?

4. Abschließende Reflexion des Regisseurs

- Wie zeigt sich die Beziehung der beiden Teilpersönlichkeiten nach diesem vertiefenden Dialog?
- Wie berührt dich dieser Dialog in Bezug auf deinen Kinderwunsch?
- Verstehst du den Konflikt und die daraus resultierenden Bedürfnisse der beiden Seiten in dir?

Schreib alle Einsichten auf, und lass das Ganze ein paar Tage ruhen, damit sich in deinem Inneren alles »verrechnen« kann.
Wenn ihr den Prozess als Partner miteinander macht, könnt ihr euch an dieser Stelle über euer Erleben und eure Einsichten austauschen.

Vierter Prozess: Synthesephase – die Auflösung des Konflikts

»Nur in der Liebe sind Einheit und Zweiheit nicht im Widerstreit.«

Rabindranath Tagore

Die Arbeit mit Polaritäten ist eine der größten Herausforderungen in der Persönlichkeitsentwicklung. Insbesondere die Verhinderung des Kinderwunschs als einen eigenen inneren Anteil anzuerkennen, kann sehr schwer sein. Andererseits birgt diese Anerkennung der Verhinderung die große Chance in sich, dass wir anfangen können, selbst etwas zu gestalten. Wir brauchen uns dann nicht mehr als »Opfer unseres Schicksals« zu sehen und die Lösung im Außen zu suchen. Vielmehr können wir die Integration des eigenen Inneren Verhinderers als ein Training ansehen, um zu lernen, mit Widerständen umzugehen. Meine therapeutische Arbeit zeigt mir regelmäßig, dass sich hinter jedem Widerstand ein Bedürfnis verbirgt, das Beachtung braucht. Kaum haben wir das Bedürfnis hinter dem Widerstand erkannt, kann schon eine Wandlung eintreten. Dann beginnt der »widerständige« Teil zu kooperieren. Das Gleiche gilt auch für Partnerinnen und Partner, die sich dem Kinderwunsch zunächst verschließen. Wenn die Ursache aufgedeckt wird, die sich hinter der Ablehnung eines Kindes verbirgt, und dafür ein Raum entsteht, dass auch das sein darf, können sich in wirklichen Liebesbeziehungen Türen für eine Transformation öffnen.
Wie gesagt ist die Erziehung eines Kindes ja auch nicht immer nur ein Spaziergang bei Sonnenwetter, sondern birgt in allen Entwicklungsphasen des Kindes stets neue Prüfungen. Je mehr wir also gelernt haben, mit unseren eigenen inneren Gegensätzen umzugehen, desto weniger brauchen wir sie in Zukunft auf unsere Kinder zu projizieren. Und umso müheloser wird sich das Zusammenleben mit Kindern gestalten.

Jetzt geht es um die Frage, wie wir die KiWu-TP und ihren Inneren Verhinderer zu einer Synthese zusammenbringen können.

Synthesen zeichnen sich ja immer dadurch aus, dass sie eine Erleichterung und einen Fortschritt in der seelischen Entwicklung mit sich bringen. C. G. Jung sprach hier von der »Coniunctio Oppositorum«, der (gelingenden) Vereinigung von Gegensätzen. Sie ist der Ausdruck davon, dass beide Seiten nicht nur eine Berechtigung haben, sondern auch wichtige Elemente zum Leben beitragen und eine positive Synergie erzeugen. Daher brauchen beide eine Würdigung ihrer Bedürfnisse, wodurch sie einen Platz in unserem Dasein bekommen.

In inneren Bildern zeigt sich die Verschiedenheit von Teilpersönlichkeiten oft auch auf der Ebene des Geschlechts. So kann eine Teilpersönlichkeit durch eine Frau und die andere durch einen Mann dargestellt werden. Da liegt es nahe, dass sich die Fruchtbarkeit zwischen diesen beiden Polen symbolisch tatsächlich auch im Bild eines Kindes zu zeigen vermag.

Wie wir diese Fruchtbarkeit im Inneren stimulieren können, zeigt der nächste Prozess, der dann zu einem späteren Zeitpunkt stattfinden kann, wenn du/ihr dich/euch innerlich dazu bereit fühl(s)t.

1. Die Einstimmung auf die Synthesephase

Lies zunächst die Aufzeichnungen des dritten Prozesses durch, in dem deine KiWu-TP ihrem Inneren Verhinderer begegnete. Lass alles noch einmal in deiner Erinnerung aufsteigen. Wenn du dann wieder dort angekommen bist, lade ich dich ein, im Sitzen die Augen zu schließen und folgenden Prozess zu durchleben, den du im Vorfeld wieder für dich aufsprechen kannst. Oder ihr begleitet euch wechselseitig als Partner.

2. Der Syntheseprozess

- Stell dir vor, dass du deine beiden Teilpersönlichkeiten, die KiWu-TP und deinen Inneren Verhinderer, wieder aus der Perspektive des Regisseurs siehst, von wo aus du den Dialog zwischen den beiden moderieren kannst.

- Betrachte zunächst das äußere Erscheinungsbild der beiden. Wie sehen sie heute aus?
- Vertrau dich der Dynamik deines Unbewussten an, die abhängig von der inneren Entwicklung auf der äußeren Erscheinungsebene Veränderungen hervorbringen kann.

Die Arbeitshypothese dazu lautet: Jedes innere Bild oder Symbol ist ein Gefäß für eine psychische Energie. In dem Moment, in dem sich die Energie im Inneren verändert, ist es natürlich, dass sich auch das Erscheinungsbild der Teilpersönlichkeit verändern kann.
Wichtig ist, dass wir dies nicht bewerten oder infrage stellen. Bei positiven Dynamiken zaubert uns eine solche Veränderung meistens ein Lächeln ins Gesicht, das manchmal sogar von einem Seufzer der Erleichterung begleitet wird.
Beobachte nun Folgendes:

- In welcher Beziehung stehen deine KiWu-TP und ihr Innerer Verhinderer heute zueinander?
- Wie ist die Stimmung zwischen den beiden?
- Gibt es noch etwas, was sich die beiden spontan sagen wollen? Dann lass sie im Inneren miteinander sprechen, und lausche ihnen als achtsamer Zuhörer in der Funktion des Regisseurs.

Jetzt wollen wir uns auf die letzte Phase des Prozesses einstimmen, in der wir dein *Höheres Selbst* einladen, zu dir zu kommen. Das Höhere Selbst können wir verstehen als eine verborgene Intelligenz und Weisheit in uns, die unser Leben zu einer größeren Ganzheit und unserer Bestimmung führen kann:

- Stell dir vor, dass du mit deinen beiden Teilpersönlichkeiten einen Berg besteigst. Dort oben auf einem sonnenbeschienenen Gipfel findest du einen so großen warmen Stein, dass du als Regisseur mit deiner KiWu-TP und deinem ursprünglichen Inneren Verhinderer Platz darauf findest. Setzt euch hin, und genießt die weite Aussicht und das Panorama der Bergwelt.

- Dann genießt eine Zeit lang die Wärme der Sonne dort oben ...
- Stell dir nun vor, dass sich euch eine liebevolle und weise Person nähert und schließlich zu euch setzt.
- Sie kennt alle verborgenen Zusammenhänge in deinem Leben. Und sie ist umgeben von Liebe und Akzeptanz ...
- Beobachte einfach, was spontan im inneren Bild zwischen deinen beiden Teilpersönlichkeiten und der liebenden, weisen Person geschieht ...
- Lass dann deine KiWu-TP dem Inneren Verhinderer sagen, was sie von ihm braucht ...
- Und nun lass den Inneren Verhinderer sagen, was er von der KiWu-TP braucht ...
- Dann lass sie beide nacheinander sagen, was sie dem anderen jeweils zu geben bereit sind ...
- Schließlich fragst du als Regisseur deines Lebens im Beisein der liebenden und weisen Person die KiWu-TP und den Inneren Verhinderer nacheinander: »Was ist dein tiefster Sinn? ... Und wo ist dein Platz in meinem Leben?«

PSYCHOLOGISCHE WEISHEITSFORSCHUNG

Die eigene innere Weisheit zu leben, ist für junge Menschen oft eine schwer zu bewältigende Herausforderung, wenn sie im Widerspruch zu den vordergründigen Absichten steht.

Die sogenannte psychologische Weisheitsforschung[49] hat herausgefunden, dass Weisheit in unterschiedlichen Lebensphasen und Altersgruppen unterschiedlich erlebt wird. So scheinen ältere

Menschen mit schwierigen Gefühlen besser umgehen und sich deutlich besser in andere einfühlen zu können als jüngere. Und auch umdenken zu können, scheint im Alter leichter zu sein als in jüngeren Jahren.

In unserem Zusammenhang ist die Altersgruppe in den Dreißigern, der du möglicherweise auch angehörst, besonders relevant. Hier wird »Weisheit« häufiger auf gegenteilige Art und Weise gelebt, indem sie sich auch gegen heftige Widerstände und andere Erfahrungen gegenüber den eigenen Zielen und Absichten treu bleibt.[50] Daher lade ich dich sehr ein, der Weisheit deines Höheren Selbst zu folgen.

Wirf abschließend noch einen Blick auf die beiden TPen:

- Wie ist jetzt ihre Beziehung zueinander?
- Stell dir vor, dass dir dein Höheres Selbst ein Symbol oder Geschenk überreicht, das dich auch in Zukunft an diese Begegnung erinnern wird ...
- Dieses Symbol kannst du, wenn du gleich die Augen wieder geöffnet hast, mit Wachsmalkreiden malen ...

3. Reflexion

Zum Abschluss dieses Prozesses lade ich dich ein, mit deinem Partner oder deiner Partnerin darüber zu reflektieren oder für dich allein aufzuschreiben, welche Einsichten du aus diesem Prozess gewonnen hast:

- Was hast du in der Vergangenheit aus deinem Leben ausgeschlossen, was jetzt über deinen Inneren Verhinderer einen Platz in deinem Leben bekommen hat?
- Ahnst du, was die Begegnung dieser beiden Teilpersönlichkeiten jetzt für deinen realen oder abgelehnten Kinderwunsch bedeutet?

- Ahnst du, was es in deinem Leben zu ändern gibt, damit sich ein Kind von dir in deinem Leben willkommen fühlen kann?
- Oder: Wie ist es für dich, möglicherweise erkannt zu haben, dass sich hinter deinem Kinderwunsch ein anderes Bedürfnis verborgen hatte als der nach einem realen Kind?

Wenn ihr/du den Prozess abgeschlossen habt/hast, würde ich mich sehr über euer/dein Feedback per Email freuen (siehe »Hilfreiche Seminare und Kontakt« am Ende des Buches).

Hier noch ein Beispiel einer meiner Klientinnen.

Selbsterfahrung einer Klientin mit diesem Übungszyklus

Barbara ist 39 Jahre alt und lebt seit vier Jahren mit ihrem Partner in einer Beziehung. Sie hat bei mir bereits ein Intensivseminar besucht, auf dem sie sich darüber bewusst geworden war, wie sehr die Erfahrungen mit ihren Eltern in der Kindheit sie innerlich zerrissen haben. Diese innere Zerrissenheit spürt sie ganz stark auch in ihrer Ambivalenz in Bezug auf ihren Kinderwunsch. Einerseits will sie unbedingt ein Kind haben. Andererseits zweifelt sie permanent an ihrem Freund und seiner Familie, so wie ihre Mutter ihren Vater auch immer infrage gestellt hatte.

Daher habe ich ihr diesen Übungszyklus als erster Probandin zur Verfügung gestellt, um sich ihrer Verhinderung mit ihrem Kinderwunsch eigenständig bewusst zu werden.

Insgesamt hat sie elf Stunden für die vollständige Ausführung aller Übungsschritte dieses Prozesses gebraucht. Es ist kaum zu glauben, welche Wirkung die Übung bei ihr hatte.

Danach erzählte sie mir ihre Einsichten: »Vor der Übung war ich unten [sie zeigt dabei auf ihren Unterleib] verriegelt wie ein Hochsicherheitstrakt. Jetzt bin ich offen und empfangsbereit. Und ich habe sofort nach der Übung von Kindern geträumt.

Kurz zuvor hatte ich mir gerade eine Wohnung gesucht und einen Mietvertrag unterschrieben, weil ich mich von meinem Freund trennen wollte. Jetzt kann ich mir vorstellen, ihn zu heiraten.
Es waren meine verinnerlichten Glaubenssätze meiner Eltern gewesen, die mir meine Partnerschaft (innerlich) vermiest hatten.«

MÄRCHEN ALS WEGWEISER ZUR WUNSCHERFÜLLUNG

»Hätt ich ein Kind so weiß wie Schnee, so rot wie Blut und so schwarz wie das Holz an dem Rahmen! …«[51]

Aus dem Märchen »Schneewittchen«

Märchen sind wie Metaphern für das Leben. Sie erzählen beispielhaft eine Geschichte, die sich in ihrer Bedeutung auf unterschiedliche Sinnzusammenhänge übertragen lässt. Aber auch komplexe seelische Strukturen und psychologische Zusammenhänge werden hier allegorisch vermittelt. Deshalb möchte ich an dieser Stelle über ein Märchen sprechen, denn sie sind die Geschichten, die uns seit jeher metaphorisch, symbolisch, bildhaft verschlüsselt Antworten auf die tiefsten Fragen unseres Lebens geben.

Wie wir aus Märchen lernen können, die Ohnmacht und Verzweiflung zu überwinden, wenn wir ein Ziel nicht erreichen, hier, wenn wir nicht schwanger werden oder immer wieder Fehlgeburten erleiden – das werde ich dann an einem Fallbeispiel erläutern.

Wobei wir am Ende doch mit einem »Königreich« belohnt werden können – in unserem Fall mit der Elternschaft oder mit einem anderen schöpferischen Prozess.

DAS GRIMM'SCHE MÄRCHEN »DIE DREI FEDERN«

»Es war einmal ein König, der hatte drei Söhne, davon waren zwei klug und gescheit, aber der dritte sprach nicht viel, war einfältig und hieß nur der Dummling. Als der König alt und schwach ward und an sein Ende dachte, wußte er nicht, welcher von seinen Söhnen nach ihm das Reich erben sollte. Da sprach er zu ihnen: ›Zieht aus, und wer mir den feinsten Teppich bringt, der soll nach meinem Tod König sein.‹ Und damit es keinen Streit unter ihnen gab, führte er sie vor sein Schloß, blies drei Federn in die Luft und sprach: ›Wie die fliegen, so sollt ihr ziehen.‹ Die eine Feder flog nach Osten, die andere nach Westen, die dritte flog aber geradeaus und flog nicht weit, sondern fiel bald zur Erde. Nun ging der eine Bruder rechts, der andere ging links, und sie lachten den Dummling aus, der bei der dritten Feder, da, wo sie niedergefallen war, bleiben mußte.

Der Dummling setzte sich nieder und war traurig. Da bemerkte er auf einmal, daß neben der Feder eine Falltüre lag. Er hob sie in die Höhe, fand eine Treppe und stieg hinab. Da kam er vor eine andere Türe, klopfte an und hörte, wie es inwendig rief:

›Jungfer grün und klein,
Hutzelbein,
Hutzelbeins Hündchen,
Hutzel hin und her,
laß geschwind sehen, wer draußen wär.‹

Die Tür tat sich auf, und er sah eine große, dicke Itsche (Kröte) sitzen und rings um sie eine Menge kleiner Itschen. Die dicke Itsche fragte, was sein Begehren wäre. Er antwortete: ›Ich hätte gerne den schönsten und feinsten Teppich.‹ Da rief sie eine junge und sprach:

›Jungfer grün und klein,
Hutzelbein,
Hutzelbeins Hündchen,
Hutzel hin und her,
bring mir die große Schachtel her.‹

Die junge Itsche holte die Schachtel, und die dicke Itsche machte sie auf und gab dem Dummling einen Teppich daraus, so schön und so fein, wie oben auf der Erde keiner konnte gewebt werden. Da dankte er ihr und stieg wieder hinauf.

Die beiden andern hatten aber ihren jüngsten Bruder für so albern gehalten, daß sie glaubten, er würde gar nichts finden und aufbringen. ›Was sollen wir uns mit Suchen groß Mühe geben?‹, sprachen sie, nahmen dem ersten besten Schäfersweib, das ihnen begegnete, die groben Tücher vom Leib und trugen sie dem König heim. Zu derselben Zeit kam auch der Dummling zurück und brachte seinen schönen Teppich, und als der König den sah, erstaunte er und sprach: ›Wenn es dem Recht nach gehen soll, so gehört dem jüngsten das Königreich.‹ Aber die zwei andern ließen dem Vater keine Ruhe und sprachen, unmöglich könnte der Dummling, dem es in allen Dingen an Verstand fehlte, König werden, und baten ihn, er möchte eine neue Bedingung machen. Da sagte der Vater: ›Der soll das Reich erben, der mir den schönsten Ring bringt‹, führte die drei Brüder hinaus und blies drei Federn in die Luft, denen sie nachgehen sollten. Die zwei ältesten zogen wieder nach Osten und Westen, und für den Dummling flog die Feder geradeaus und fiel neben der Erdtüre nieder. Da stieg er wieder hinab zu der dicken Itsche und sagte ihr, dass er den schönsten Ring brauchte. Sie ließ sich gleich ihre große Schachtel holen und gab ihm daraus einen Ring, der glänzte von Edelsteinen und war so schön, daß ihn kein Goldschmied auf der Erde hätte machen können. Die zwei ältesten lachten über den Dummling, der einen goldenen Ring suchen wollte, gaben sich gar keine Mühe, sondern schlugen einem alten Wagenring die Nägel aus und brachten ihn dem König. Als aber der Dummling seinen goldenen Ring vorzeigte, so sprach der Vater abermals: ›Ihm gehört das Reich.‹ Die zwei ältesten ließen nicht ab, den König zu quälen, bis er noch eine dritte Bedingung machte und den Ausspruch tat, der sollte das Reich haben, der die schönste Frau heimbrächte. Die drei Federn blies er nochmals in die Luft, und sie flogen wie die vorigen Male.

Da ging der Dummling ohne weiteres hinab zu der dicken Itsche und sprach: ›Ich soll die schönste Frau heimbringen.‹ – ›Ei‹, antwortete die Itsche, ›die schönste Frau! Die ist nicht gleich zur Hand, aber du sollst sie doch haben.‹ Sie gab ihm eine ausgehöhlte gelbe Rübe mit sechs Mäuschen bespannt. Da sprach der Dummling ganz traurig: ›Was soll ich damit anfangen?‹ Die Itsche antwortete: ›Setze nur eine von meinen kleinen Itschen hinein.‹ Da griff er aufs Geratewohl eine aus dem Kreis und setzte sie in die gelbe Kutsche, aber kaum saß sie darin, so ward sie zu einem wunderschönen Fräulein, die Rübe zur Kutsche und die sechs Mäuschen zu Pferden. Da küßte er sie, jagte mit den Pferden davon und brachte sie zu dem König. Seine Brüder kamen auch, die hatten sich gar keine Mühe gegeben, eine schöne Frau zu suchen, sondern die ersten besten Bauernweiber mitgenommen. Als der König sie erblickte, sprach er: ›Dem jüngsten gehört das Reich nach meinem Tod.‹ Aber die zwei ältesten betäubten die Ohren des Königs aufs neue mit ihrem Geschrei: ›Wir könnens nicht zugeben, dass der Dummling König wird‹, und verlangten, der sollte den Vorzug haben, dessen Frau durch einen Ring springen könnte, der da mitten in dem Saal hing.

Sie dachten: ›Die Bauernweiber können das wohl, die sind stark genug, aber das zarte Fräulein springt sich tot.‹ Der alte König gab das auch noch zu. Da sprangen die zwei Bauernweiber, sprangen auch durch den Ring, waren aber so plump, dass sie fielen und ihre groben Arme und Beine entzweibrachen. Darauf sprang das schöne Fräulein, das der Dummling mitgebracht hatte, und sprang so leicht hindurch wie ein Reh, und aller Widerspruch mußte aufhören. Also erhielt er die Krone und hat lange in Weisheit geherrscht.«[52]

DAS GEHEIMNIS DER WUNSCHERFÜLLUNG VERSTEHEN

Märchen vermitteln fast immer eine Weisheit, die nicht auf den üblichen Wegen der willentlichen Steuerung zu erreichen ist. Vielmehr geht es in der Regel darum, sich mit dem eigenen Schicksal abzufinden. Hier ist es der Dummling, der sich erst einmal damit arrangieren muss, dass ihm die Feder »nur« vor die Füße fällt und nicht weiterfliegt.

Ein Märchen ist immer eine Geschichte, die in einfacher Sprache eine Handlung erzählt, die meist mit einer zu lösenden Aufgabe beginnt. Hier die Regelung des väterlichen Erbes. Dann gibt es einige Prüfungen, in denen die Gegensätze von gut und böse, dumm und klug, arm und reich oder fleißig und faul gegenübergestellt werden. Und am Ende siegt (fast immer) der Absichtslose oder derjenige, der nicht mit seinem Schicksal hadert, sondern sich fügt.

Das Märchen »Die drei Federn« macht deutlich, dass derjenige das (König-)Reich bekommt, der unschuldig und absichtslos bleibt. Es ist derjenige, der sich in sein Schicksal fügt, der ruhig bleibt, der sich hinsetzt, statt zu fliehen, der seine Traurigkeit zulässt, statt siegesgewiss in die Welt hinauszustürmen.

Der Dummling willigt ein, er ist »achtsam« beziehungsweise »aufmerksam«, setzt sich traurig hin und entdeckt gleich neben der Feder eine Falltür, die ihn in seine »eigene« Tiefe führt. Und genau diese Tür öffnet ihm den Zugang zur Lösung aller Prüfungen, die der Vater seinen drei Söhnen auferlegt. Nur die Akzeptanz, das Akzeptieren, dass die Feder nicht weit geflogen ist, lässt ihn die Falltür erst entdecken.

Er öffnet sie und steigt die Treppe hinunter. Damit begibt er sich symbolisch, tiefenpsychologisch gesehen, in seine eigene Tiefe, die Quelle seiner schöpferischen Möglichkeiten. Dort begegnet er den Kröten, die ihm im weiteren Verlauf des Märchens die Erfüllung seines Glücks bringen.

Der Weg zum Ziel unterscheidet sich bei den Brüdern dadurch, dass derjenige, der anfangs für den Dummen gehalten wird, am Ende das Erbe des Vaters antreten kann. Das zeigt, dass der zunächst Unterschätzte und für unfähig Gehaltene am Ende sogar »in Weisheit« regiert hat.

Wir können diese »Weisheit« auch als ein inneres Wissen verstehen, als Zugang zu den Kräften der Natur, die uns von innen her den Weg zum Ziel weisen. Hier sind das die Kröten, die dem Dummling jeden Wunsch erfüllen. Sie haben die magische Fähigkeit, alles zu beschaffen.

Die Voraussetzung zur Erfüllung der gestellten Aufgaben gliedert sich in verschiedene Aspekte. Zuerst muss der Dummling akzeptieren, dass seine Feder nicht weit fliegt, und seine Trauer darüber durchleben. Während dieses Prozesses sieht er die Falltür, die ihn in die Erde führt. Der Abstieg in die »Mutter Erde« – oder könnten wir hier tiefenpsychologisch auch den »Mutterschoß« erahnen (?) – führt ihn zu den Itschen. Sie sind der Quell aller Fruchtbarkeit. Die Kröten gehören zu den Froschlurchen, sind aber Landtiere. Ihr Körper ist rund und dick, die Beine sind kurz. Ihre Haut ist mit Warzen und Beulen bedeckt und trocken und ledrig. Viele Menschen ekeln sich beim Anblick dieser etwas archaisch anmutenden, bodenbewohnenden, erdverbundenen Tiere. Unser Dummling aber ekelt sich nicht. Er schreckt nicht zurück. Ohne Hemmungen greift er nach der kleinen Itsche, setzt sie mit der Hand in die Rübe und folgt den Anweisungen der großen Kröte.

Es ist die unschuldig-naive Verbindung zu den Itschen – als Repräsentantinnen der Verbundenheit mit der eigenen Natur in der eigenen Tiefe –, die dem Dummling den Zugang zum feinsten Teppich, zum edelsten Ring, zur schönsten Frau und schließlich zum ganzen Königreich verhalf, das er schließlich in Weisheit regiert.

Hier können wir uns fragen: Entspringen nicht die meisten Kinder dieser Welt einer genau solchen unschuldigen natürlichen Handlung, wie sie uns der Dummling vorlebt? Er greift nach der Itsche und steckt sie in die Rübe, ohne nach dem Sinn dahinter zu fragen oder sich davor zu ekeln. Unschuldig wie ein Kind hat er keine Hemmungen, sondern handelt so, wie es ihm die Kröte als Magierin der Unterwelt vorgibt.

WAS WIR VOM MÄRCHEN LERNEN KÖNNEN

Das Märchen erzählt davon, dass derjenige sein Lebensglück findet, der sich seinen Gefühlen und den Kräften der Natur anvertraut. Der Dummling ist zunächst traurig. Und gerade als er sich in seiner Traurigkeit auf den Boden setzt, entdeckt er die Falltür, die ihn in die Erde führt, wo die Antworten auf alle seine Fragen liegen.

An dieser Stelle kannst du dich einmal fragen:

»Wie gut kann ich meine Trauer darüber zulassen, dass ich bisher kein Kind bekommen habe?«

Symbolisch können wir das Märchen als Traum im tiefenpsychologischen Sinne verstehen. Das heißt, alles, was im Traum oder im Märchen geschieht, erzählt etwas von dem, was in unserem Unbewussten geschieht.

In der Therapie erlebe ich täglich, dass sich Menschen in ihrer Trauer körperlich verbiegen. Sie krümmen die Wirbelsäule und schauen zu Boden. Sich auf dieses Gefühl einzulassen, bringt fast immer eine gewisse Stille mit sich, und der Mensch kommt ganz bei sich selbst an. Dieses Ankommen bei sich selbst ist auch das Tor zu unserem inneren Wissen, zu unserer inneren Natur, die die Voraussetzungen für unsere Fruchtbarkeit schafft. Sich der Trauer hinzugeben, verlangsamt uns. Das gibt uns die Möglichkeit, uns mehr mit uns selbst zu verbinden.

Durch das Zulassen von Trauer, sei es über das Scheitern des Kinderwunschs – dass der Schwangerschaftstest wieder negativ ausfällt – oder über einen Verlust (vielleicht eine Fehlgeburt), können wir uns von der Vergangenheit lösen, von ihr befreien. In dieser Phase ist es wichtig, alle Gefühle zuzulassen, anstatt sie zu bekämpfen. Weinen verbindet uns mit uns selbst, während das Hadern, Wüten und Toben als Ausdruck eines sekundären Gefühls uns von uns selbst trennt. Trost in den vielen Internetforen zu suchen, indem wir uns in unserem Leid mit anderen vernetzen, die auch nicht wissen, wie sie mit ihrer Not umgehen sollen, sondern nur an der Oberfläche der messbaren Werte bleiben, hat einen ähnlichen Effekt wie bei den beiden Brüdern im Märchen. Sie sind zwar nicht allein, aber sie empfinden auch nicht ihr primäres Gefühl der Trauer über ihr »Scheitern«, sondern verharren in der Identifikation, dass ihnen das (König-)Reich zustehe und nicht dem jüngeren Bruder, den sie beständig abwerten.

Auch meine tiefenpsychologische Erfahrung zeigt immer wieder, dass die Verbindung mit uns selbst die Körperchemie erzeugt, die unsere Fruchtbarkeit hervorbringt. Indem wir unserem

Schmerz Raum geben, ihn über unsere Tränen nach außen sichtbar werden lassen, werden wir innerlich wieder freier. Das Weinen, beschreibt der bedeutendste italienische Psychosynthese-Vertreter Piero Ferrucci, aktiviert sogar den Parasympathikus des autonomen Nervensystems, führt zur Oxytocin-Ausschüttung und befreit von schädlichen Stresshormonen.[53] Erst dann können wir uns dem Neuen zuwenden. Wenn wir nicht trauern, stagnieren wir und können uns nicht weiterentwickeln. Im schlimmsten Fall leiden wir an depressiven Verstimmungen als Folge unserer nicht gelebten Trauer.

In verschiedenen kulturellen Traditionen gibt es die Vorstellung, dass alles, was zu einem Leben gehört, auch in diesem Leben realisiert wird. Eine wichtige Voraussetzung dafür ist, dass wir mit uns selbst im Einklang leben. Das tun wir immer dann, wenn wir uns von alten Vorstellungen und Konzepten, wie das Leben zu sein hat, lösen (disidentifizieren). Sich stattdessen der eigenen inneren Wirklichkeit zu öffnen, verbindet uns mehr mit uns selbst und, indem wir uns mit unserem Schmerz zeigen, auch unserem Partner. Wir müssen wie der Dummling in unser »Schicksal« einwilligen, egal, was »unsere Brüder« sagen, ob sie uns alle Fähigkeiten absprechen, uns verspotten oder verhöhnen. Wir müssen unser Sein bejahen.

Übertragen auf den Kinderwunsch, heißt das: Wir müssen offen sein für Veränderungen. Dazu gilt es manchmal, bekannte und vertraute Wege zu verlassen. Vielleicht müssen wir wie der Dummling im Märchen diesen Weg durch die Falltür hinab in unsere eigene Tiefe allein gehen, im Vertrauen darauf, dass die Antworten auf unsere Fragen und Rätsel, die Lösung unserer Probleme, dort unten bei den Hüterinnen unserer natürlichen Schätze liegen.

Wenn wir keine Angst mehr haben, eine Kröte anzufassen, werden wir mit »einer Kutsche und sechs Pferden« belohnt, die uns den Weg in unser Königreich zeigen.

Frag dich selbst:

> »Was kostet mich im Zusammenhang mit meinem Kinderwunsch genauso viel Überwindung, wie eine Kröte zu berühren?«

Ich persönlich verbinde mit der Berührung der zarten Haut einer Kröte durchaus auch die zarte Haut eines Penis. Also, wenn du eine Frau bist, stell dir die Frage:

> »Wie ist mein Verhältnis zum Penis meines Partners? Kann ich ihn akzeptieren? Oder gibt es biografische Erfahrungen, die meine Beziehung zum männlichen Geschlecht und zur Sexualität insgesamt belastet haben?«

WAS ES HEISST, SICH SEINEN GEFÜHLEN ANZUVERTRAUEN

Die Akzeptanz der Gefühle führt zur Stimmigkeit. Wie schafft der Dummling diesen ersten Schritt? »Der Dummling setzte sich nieder und war traurig.« Er hält inne.

Innehalten können wir heute zum Beispiel durch Meditation. Wir setzen uns hin und werden still. Das Stillwerden ist eine wichtige Voraussetzung dafür, dass in unserem Gehirn eine Selbstregulation stattfinden kann. Erlebnisse können über das sogenannte »Ruhezustandsnetzwerk« *(default mode network)* verarbeitet werden. Das ist eine Gruppe von Hirnregionen, die erst aktiviert werden, wenn der Mensch ruht und keinerlei Beschäftigung nachgeht. Deshalb ist es auch sehr wichtig, ausreichend zu schlafen, denn dieser Teil des

Gehirns ist auch im Schlaf aktiv und hilft uns, schwierige Erlebnisse besser zu verarbeiten.

Während dieser Pause kommt der Dummling mit seinen Gefühlen in Kontakt und ist traurig, weil seine Feder nicht weit geflogen ist. Wir können hier einmal unterstellen, dass auch er dachte, dass das Leben ihm mehr abverlangen würde, um dem Vater den feinsten Teppich bringen zu können, als ihn direkt unter der Erde vor dem Schloss zu finden. Genau dieses Aushalten und die Akzeptanz, dass es anders kommt als gedacht, bringen ihm Glück. Er lässt seine Traurigkeit zu. Gefühle zuzulassen, hat immer etwas Reinigendes. Sie sind eine Art Selbstausdruck, der unsere Identität stärkt und uns mehr in uns selbst verwurzeln lässt.

Diejenigen hingegen, die voller Absicht und Zielstrebigkeit sind, gehen leer aus. Wie den beiden Brüdern im Märchen geht es auch vielen Paaren, die keine Mühen und Kosten scheuen und um jeden Preis schwanger werden wollen. Sie gehen auch sozusagen »leer aus«. Ihr Kinderwunsch geht nicht in Erfüllung. Das Wunder bleibt aus. Sie suchen oft zu sehr im Außen und neiden manchmal sogar den anderen die Erfüllung ihres Kinderwunschs, wie es auch ein Buchtitel über unerfüllten Kinderwunsch suggeriert: *Wenn ich noch eine glückliche Mami sehe, muss ich kotzen.*[54] Hier wird nicht getrauert, hier wird deutlich, wie hilflos und verbittert jemand über sein Schicksal werden kann, der nicht akzeptiert, was ist.

Nur das Einverständnis wird belohnt und kann hier helfen, das Leben wieder in Fluss zu bringen. Dafür ist es wichtig, dass wir uns aus unserem Erwachsenen-Ich heraus mit uns selbst verbinden. Und das gelingt wie gezeigt oft besonders gut über den Kontakt mit unserem Inneren Kind.

Während der Dummling sich seinem Trauergefühl hingibt, wird er belohnt. In die Sprache der Psychosynthese übersetzt, bedeutet sich dem Gefühl der Trauer hinzugeben, dass mein Erwachsenen-Ich einen Raum für diese Gefühle schafft, in dem sie ohne Bewertung und Verurteilung sein dürfen. Der »Dummling« ist nicht kritisch gegenüber seinen Brüdern, die nach außen gerichtet sind und das Erbe haben wollen, sondern er bleibt allein zurück. Und darin ist er ganz er selbst. Er trauert, und in der Tiefe seiner Trauer findet er den Schlüssel zu allen Prüfungen. Er wird für seine Echtheit belohnt.

Diese Wende zeigt: Die Krise zu akzeptieren und anzuerkennen, ist der erste Schritt zur Veränderung im Leben. So kann das Schöpferische aus der Tiefe aufsteigen. Konkret kann das bedeuten, dass wir Neuem begegnen. Vielleicht kommen wir mit besonderen Gaben und Begabungen in Berührung.

Immer wieder habe ich in meinen Seminaren Frauen erlebt, die in der Hingabe an ihren Schmerz eine künstlerische Begabung in sich entdeckten. Eine Frau begann zu malen. Sie konnte so ihre blockierten Gefühle wieder in Fluss bringen und stand am Ende vor sehr berührenden Bildern, die auch das Interesse anderer weckten. Einige Frauen begannen wieder mit dem Lieblingssport ihrer Kindheit und konnten so neue Lebensfreude entwickeln. Wieder andere, die gelernt haben, ihre Krise des unerfüllten Kinderwunschs zu überwinden, haben daraus einen Beruf gemacht und sind »Kinderwunsch-Coach« geworden. Der Kreativität sind keine Grenzen gesetzt.

Entscheidend ist, dass wir nicht »anhaften« und stecken bleiben, was nur passiert, wenn wir unsere Gefühlen nicht ausdrücken, sondern dass wir unsere Tränen fließen lassen und neugierig sind, wohin sie fließen wollen.

DER PROZESS DES WEGS IN DEIN KÖNIGREICH DER ELTERNSCHAFT

»Kindern erzählt man Geschichten zum Einschlafen – Erwachsenen, damit sie aufwachen.«

Unbekannter Autor

In der Tiefenpsychologie C. G. Jungs interpretieren wir Märchen wie einen Traum auf der Subjektstufe (subjektstufige Deutung). Das heißt, wir erforschen jede Figur als einen eigenen bewussten oder unbewussten Teil unserer Persönlichkeit. Alles, was uns im Märchen, im Traum, aber auch in Film und Literatur erschreckt oder fasziniert, hat mit unserem Unbewussten zu tun. Durch Faszination oder Ablehnung macht sich dieser Teil von uns bemerkbar. Wo wir nicht reagieren, gibt es keine Beziehung zu uns.

Jedes Märchen stellt ein Ganzes dar, indem es Gegensätze miteinander ringen lässt. Am Ende setzt sich immer das Stimmige, das Wirkliche, die Wahrheit durch. Das schlichte Männliche des Dummlings, unverstellt durch Anspruch und Intellektualität, trifft in den Itschen auf das naturhaft Weibliche, das aus der Tiefe schöpft. Sie haben auf alle Fragen eine Antwort und helfen immer. Sie sind die Hüterinnen der Schätze in der Tiefe von Mutter Erde.

Der Mensch muss sich dafür auch nicht anstrengen. Der Weg zu seiner tieferen Wahrheit ist die Annahme dessen, was ihm widerfährt. Er setzt sich über nichts hinweg, lässt sich von »seiner Feder« führen. Er beklagt sich nicht darüber, dass die »Brüder« ihn als Unwissenden und Dummen abwerten, indem sie ihm die Fähigkeit absprechen, »das Reich« zu führen. Vielmehr nimmt er in Demut dieses Schicksal/Los an und folgt einfach den Anweisungen seines Vaters.

Sein wesentlicher Beitrag besteht darin, die Augen zu öffnen und hinzuschauen, wohin die Feder gefallen ist. Denn genau an dieser Stelle entdeckt er die Falltür, die der Schlüssel zu seinem Glück und seiner »Ganzwerdung« ist.

DIE EINSTIMMUNG AUF DEN PROZESS

An dieser Stelle möchte ich dich ermutigen, es selbst auszuprobieren, genau hinzuschauen und nicht mehr mit deinem Schicksal zu hadern. Denn ich bin mir sicher, wenn deine Seele sich wirklich ein Kind wünscht, dann wird es auch in dein Leben kommen. Manchmal müssen wir nur selbst erkennen, welche Bedürfnisse vielleicht erst ernst genommen werden wollen und als »Prüfungen« abgelegt werden müssen, um in unser Königreich der Elternschaft zu gelangen. Welche unbewussten Persönlichkeitsanteile wir entdecken oder vielleicht auch entzaubern müssen, um mit der Verantwortung für ein Kind beschenkt zu werden.

Ich habe zehn Jahre lang auf die Erfüllung meines Kinderwunschs gewartet. In dieser Zeit habe ich viele Entwicklungsprozesse durchlaufen, die mich reifen ließen, um den Anforderungen einer Mutterschaft gewachsen zu sein. Vor allem habe ich mich mit den Prägungen meiner Kindheit durch meine Eltern auseinandergesetzt. So konnte ich erkennen, welche unbewussten Ängste in mir als »Scheidungskind« wirkten, die wahrscheinlich der Hauptfaktor meiner Verhinderung waren. Aus neurobiologischer Sicht kennen wir heute die verborgenen Zusammenhänge zwischen Ängsten und ihren physiologischen Auswirkungen auf unser neuronales Abwehr- und Schutzsystem zur Sicherung unseres Überlebens. Von dort geht ein großer Einfluss auf unser Hormonsystem aus, das wiederum unsere Fruchtbarkeit reguliert.

Das Erschließen eines Märchens kann uns dabei helfen, uns selbst besser kennenzulernen und unbewusste Kräfte und Ängste unter die Kontrolle unseres Ichs zu bringen. So gibt es manchmal Menschen, die in ihrer Kindheit sehr schmerzhafte Erfahrungen mit ihren Eltern gemacht haben, die sie am liebsten vergessen würden. Dieser Wunsch ist verständlich. Nicht selten ist dies auch die verborgene Motivation, zumindest im eigenen Leben eine glückliche Familie zu gründen.

Dennoch zeigt die Erfahrung, dass Vergessen immer auch seinen Preis hat. Denn damit verdrängen wir diese Erfahrung. Und Verdrängen ist nicht gleichbedeutend mit »Auslöschen«, sondern eher mit »Abspalten«. Dies wiederum führt dazu, dass sich die abgespaltene Erfahrung unbewusst reinszeniert. Das geschieht, weil uns schmerzhafte Erfahrungen aus der Vergangenheit oft nicht bewusst sind. Deshalb reagiert unser Gehirn, insbesondere unsere Amygdala als Alarmgeber für Gefahr, auf alle möglichen Auslöser, die unbewusst falsch verarbeitet werden.

An einem Beispiel will ich deutlich machen, wie das ablaufen kann.

Beispiel zur »Wut der Brüder«

Ich erinnere mich an eine Frau, die einen sehr aggressiven Vater hatte. Er war sehr launisch, und wenn er wütend wurde, schrie er sie sehr laut an und knallte die Türen mit voller Wucht zu. Das hatte zur Folge, dass meine Klientin reflexhaft in eine Schreckstarre verfiel, wenn ihr Mann in seiner Wut laut wurde.

Diese Seite an ihm verunsicherte sie, obwohl sie ihn gleichzeitig sehr liebte. In der Sexualität traute sie sich aus dieser latenten Angst vor ihm nicht, sich wirklich hinzugeben. Sie spürte, dass dies in der Folge auch ihren Kinderwunsch verhinderte. In dem Maße, wie sie in der Therapie allmählich lernte, ihre aus der Kindheit stammende Wut auf den Vater in einen mutigen Selbstausdruck zu verwandeln, wurde sie selbstbewusster und ihre Sexualität erfüllter. So wurde sie nach einem Jahr schwanger. Sie hatte gelernt zu unterscheiden, dass die Wut ihres Mannes nie ihr galt, während die Wut ihres Vaters sich fast immer gegen sie gerichtet hatte.

An den beiden Brüdern im Märchen sehen wir, dass ihr Ärger über den Dummling auch nicht weiterhilft. Das tiefere Gefühl wäre eigentlich auch in ihrem Fall die Traurigkeit, wie sie der Dummling zeigt und lebt. Aber sie können sie nicht zulassen. Sie verleugnen sie, indem sie sich bis zuletzt mit der Arroganz ihrer Selbstüberhöhung und der daraus scheinbar legitimen Abwertung des Dummlings identifizieren.

Frag dich an dieser Stelle:

- Was steht mir im Weg, mein authentisches Gefühl der Trauer zuzulassen?
- Zeige ich manchmal nach außen auch Wut und Ärger, obwohl ich in Wirklichkeit tieftraurig bin?

EIN LÖSUNGSANSATZ MITHILFE DES MÄRCHENS

Um das Märchen als Wegweiser in die eigene Tiefe nutzen zu können, gebe ich dir nun die Gelegenheit, die einzelnen Figuren zu erkunden. Das sind der alte König, die Brüder, der Dummling und die große Itsche. Wie du dabei vorgehst, hängt von deinen persönlichen Bedürfnissen ab. Du kannst dir für jede Figur einen Tag Zeit nehmen und dich mit den entsprechenden Fragen beschäftigen. Es ist aber auch empfehlenswert, sich an einem Wochenende oder an freien Tagen intensiv und komprimiert auf den ganzen Prozess nacheinander einzulassen. Beides hat seine Vorteile.

Wenn wir uns immer nur mit einer Figur tief beschäftigen, geben wir unserem Unbewussten Gelegenheit, diese Energie in uns lebendig werden zu lassen und nachts vielleicht sogar noch einen ergänzenden Traum zu träumen, der uns weitere Einsichten mit auf den Weg geben kann.

Vielleicht fragst du dich auch: Warum sollte ich mich jetzt mit einem Märchen beschäftigen? Aber wie das Zitat am Anfang dieses Kapitels schon sagt, können Märchen uns mit ihrer Weisheit helfen, selbst aufzuwachen. Immer wieder stelle ich gemeinsam mit meinen Klientinnen fest, dass bestimmte Erlebnisse in unserer Kindheit zu bestimmten Überzeugungen – Glaubenssätzen – im Erwachsenenleben geführt haben, die uns heute gar nicht mehr angemessen sind. Dies mithilfe der Märcheninterpretation zu erkennen, macht uns freier, und wir können beginnen, mehr und mehr in unserer Lebenswirklichkeit als Erwachsene anzukommen.

So lade ich dich jetzt ein, das Experiment zu wagen, jede Märchenfigur als eine eigene, dir – meist – unbekannte innere Facette deiner Persönlichkeit zu erforschen. So wie du es bereits in der Teilpersönlichkeiten-Arbeit mit deiner KiWu-TP und dem Inneren Verhinderer erlebt hast, kannst du dich nacheinander mit den Märchenfiguren identifizieren, mit ihnen in Dialog treten und aus der jeweiligen Identifikation die Antworten innerlich aufsteigen lassen. Dies erfordert – wie immer bei diesen inneren Prozessen – einen ruhigen und geschützten Rahmen.

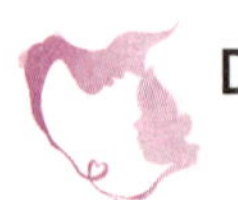

Der Prozess mit den Märchenfiguren

Beschäftige dich nacheinander mit den Figuren, und halte deine Erkenntnisse in deinem Kinderwunsch-Tagebuch fest.

Der alte König in dir

Beginne mit dem König, der seinen Nachfolger bestimmen will, damit sich sein Königreich auch in Zukunft auf stimmige Weise weiterentwickeln kann.
Setz dich dafür hin und entspanne dich einen Moment. Dann lies das Märchen noch einmal und konzentriere dich auf alle Stellen, an denen der König erwähnt wird. Schließe nun einen Moment die Augen und stelle dir die Szene vor, dass der alte, schwache König mit den drei Federn in der Hand und seinen drei Söhnen vor dem Schloss steht, nacheinander seine Aufgaben stellt und dreimal die Federn in die Luft bläst ...
Lasse dabei deine eigenen spontanen Fantasien zu, die durchaus von dem Märchen abweichen dürfen:

- Wie sieht dein innerer König aus?
- In welcher Verfassung ist er?
- Wie geht er mit den Söhnen um?
  - Wie ist seine Beziehung zu den beiden älteren Brüdern?
  - Wie ist seine Beziehung zum Dummling?

Schreibe alle inneren Bilder, Assoziationen und möglichen Antworten auf die Fragen auf.

Der alte König auf der Subjektstufe in mir - die alte steuernde Identifikation - ist schwach geworden und will seinen Nachfolger bestimmen. Frage dich:

- Wer ist der alte König in mir, der sein Königreich an den am besten geeigneten Nachfolger übergeben will?
- Der König ist alt und schwach und wünscht sich, das Reich abzugeben. Das könnte bedeuten: Welche alte Identifikation in mir hat ausgedient und wünscht sich eine Erneuerung?
- Welche Leitbilder, Vorstellungen, Glaubenssätze und Aktivitäten haben mein Leben bisher beherrscht?
- Welche alten - unter Umständen männlichen - Identifikationen haben mein bisheriges Leben unbewusst gesteuert (zum Beispiel Freiheit, Lebensgenuss, Karriere, Erfolg, Geld oder Macht)?
- Wozu dienten mir diese Identifikationen? Was war ihr Wert? Was haben sie zu meinem Leben beigetragen?
- Wie schränken mich diese Identifikationen heute ein, um mein Leben zu verändern?
- Was von dem Alten soll weiter im neuen Königreich existieren?
- Welche alten Identifikationen muss ich opfern, damit sich das neue Königreich entfalten kann?

Schreibe alle inneren Bilder, Assoziationen und möglichen Antworten auf die Fragen auf.
Bestimme anschließend den Nachfolger für das zukünftige Königreich:

- Welche Qualitäten und Kompetenzen soll der Nachfolger meines alten Königs haben?

- Was will jetzt Neues passieren, was will sich Neues entwickeln, was will vielleicht geboren werden?
- Was ruft nach Veränderung in mir?
- Und was muss ich dafür opfern, oder wovon muss ich mich verabschieden, um das Neue zu ermöglichen, um meiner natürlichen Dynamik einen Raum für Entfaltung zu schenken, damit diese zur Blüte kommen kann?
- Wozu muss ich meine Zustimmung geben, um mit einem neuen Königreich beschenkt zu werden?

Schreib alle inneren Bilder, Assoziationen und möglichen Antworten auf die Fragen auf.

Die beiden Brüder in dir

Wende dich nun den beiden Brüdern zu, die im Märchen als Einheit dargestellt werden. Sie tun immer das Gleiche. Das könnte auf die Macht oberflächlicher Identifikationen hinweisen.
Schließ die Augen, entspann dich einen Moment, indem du deine Aufmerksamkeit auf deine Atmung lenkst. Dann, wenn der Atem seinen eigenen Rhythmus gefunden hat, tauche wieder in die Welt deines Märchens ein.
Stelle dir die Szene vor dem Schloss vor. Der König steht wieder mit seinen drei Söhnen da, die er zunächst für gleichwertig hält. Aber nur der soll das Königreich erben, der seine Aufgaben am besten erfüllt. Wie reagieren in deiner Vorstellung die beiden Brüder auf die Aufgaben des Königs und auf ihren jüngeren Bruder, den Dummling, der alle Aufgaben mühelos erfüllt? Die Brüder neiden dem Dummling sein Glück.
Frage dich an dieser Stelle einmal:

- Was neide ich anderen?
- Bin ich manchmal neidisch auf Eltern mit Kindern?

- Oder kann ich mich darüber freuen, wenn andere Mütter glücklich mit ihren Kindern sind?

Auf der Subjektstufe kannst du dich fragen:

»Welche Teilpersönlichkeiten in mir rivalisieren miteinander und wollen die Führung nicht dem Dummling überlassen?« Zum Beispiel Karriere versus Mutterschaft, mein Inneres Kind versus ein äußeres Kind, ein leidenschaftliches Engagement für eine Tätigkeit versus meine zukünftige Mutter- oder Vater-Teilpersönlichkeit et cetera.

Schreibe alle inneren Bilder, Assoziationen und möglichen Antworten auf die Fragen auf.

Die Brüder lehnen es ab, dass der Dummling das Königreich erbt.
Frage dich:

»Wen oder was lehne ich rund um meinen Kinderwunsch ab, was mich aber in Wirklichkeit zum Ziel meines Wunsches führen könnte?

- An mir?
- An meinem Partner/an meiner Partnerin?«

Die Brüder vergleichen sich mit dem Dummling (»Die beiden andern hatten aber ihren jüngsten Bruder für so albern gehalten, daß sie glaubten, er würde gar nichts finden und aufbringen. ›Was sollen wir uns mit Suchen groß Mühe geben?‹, sprachen sie …«)
Frage dich:

- Mit wem vergleiche ich mich wie die Brüder?
- Über wen oder was überhöhe ich mich wie die Brüder über den Dummling?

- Zusammengefasst: Welches Bewertungssystem oder welche Parteinahme in mir boykottiert/verhindert eine Veränderung in meinem Königreich, meinem Leben, zum Beispiel eine Elternschaft?

Hinsichtlich der Beziehung der älteren Brüder zum König in deinem Inneren frage dich:

- Was in mir ist bereit, die Autorität des alten Königs aus opportunistischen, eigennützigen Motiven zu unterwandern und ihn gering zu schätzen?
- Welche Seite/Teilpersönlichkeit in mir hat diese Überheblichkeit gegenüber dem König (dem alten steuernden Prinzip in mir), dass ich ihn mit
  - den »groben Tüchern des Schäfersweibs«,
  - »einem alten Wagenring, dem ich die Nägel ausschlage«, oder
  - »den ersten besten Bauernweibern« abzuspeisen versuche?
- Welchen fremden Vorstellungen diene ich damit, die nicht zu meinem erwünschten Ziel führen, weil sie nicht im Einklang mit meiner Bestimmung stehen?

Wenn wir den König in uns als die Instanz ansehen, die die Aufgabe hat, unsere Bestimmung im Leben zu verwirklichen, dann frage dich:

- Wie viel Respekt bringe ich meinem eigenen Höheren Selbst, meiner eigenen Bestimmung entgegen?
- Wer oder was in mir hat die Steuerung über mein Leben übernommen?
- Was steht mir im Weg, die Erneuerung meines Königreiches, meines bisherigen Selbstverständnisses, zu vollziehen und die Nachfolge des Königs zu regeln?
- Was braucht der alte König (meine Hauptidentifikation) von mir, um einem neuen König die Führung zu übergeben und Platz für neue Entwicklungen zu machen?

Wenn du eine Frau bist, könntest du dich hier zum Beispiel fragen:

- In welcher Beziehung steht die leistungsorientierte, karrierebewusste Frau in mir zu der werdenden Mutter in mir?
- Ist sie bereit, für diese neue, wenn auch vorübergehende Führung Platz zu machen? (Falls ja, wird der Übergang leicht gehen. Falls nein, kannst du die »alte Führung« in dir fragen, was sie von dir braucht, um der »Mutter in dir, die sich ihrem Kind zuwenden will«, Platz zu machen.)

Wenn du ein Mann bist, könntest du dich hier zum Beispiel fragen:

- In welcher Beziehung steht zum Beispiel der autonome, selbstbestimmte, leistungsorientierte oder karrierebewusste Mann in mir zu dem werdenden Vater in mir?
- Ist er bereit, für diese neue Aufgabe im Leben Platz zu machen? (Falls ja, wird der Übergang leicht gehen. Falls nein, kannst du die »alte Führung« in dir fragen, was sie von dir braucht, um dem »Vater, der sich seinem Kind zuwenden will«, Platz zu machen.)

Der Dummling in dir

Wenden wir uns nun dem »Sieger« des Märchens zu, auch wenn er sich selbst gar nicht so bezeichnen würde. Aber wir leben heute in einer Welt, in der wir immer höher und weiter wollen. Der unerfüllte Kinderwunsch zeigt uns daher manchmal sehr brutal, dass wir ihn nicht durch noch mehr Anstrengung und noch mehr Wollen erreichen können.
Du kennst sicher den Spruch »Du musst nur loslassen«. Aber auch das kann man nicht durch »Anstrengung« erreichen, und oft ist das auch gar nicht der eigentliche Schlüssel zur Erfüllung deines Wunschs. Vielmehr geht es darum, sich seiner Gefühle bewusst zu sein und sie zu akzeptieren.
Die massive Belastung, die entstehen kann, wenn wir vielleicht schon

Fehlgeburten hatten oder auch die Reproduktionsmedizin nicht weiterhelfen konnte, wird durch einen solchen lapidaren Rat nicht gewürdigt. Denn eine »Würdigung« brauchen wir in diesem Zustand dringend. Aber verlässlich kann sie nur von uns selbst kommen.
Sie wirkt insbesondere dann, wenn wir es wagen, in die eigene Tiefe zu gehen, uns dem Verdrängten, unseren Gefühlen und unseren wahren Visionen zuzuwenden. Der Dummling zeigt uns, wie das geht. Er setzt sich, gibt sich seinem Gefühl der Traurigkeit hin und akzeptiert, dass die Feder »nur« vor seine Füße gefallen ist. Diese Akzeptanz und das Durchleben der Gefühle helfen immer und können sogar zu einem sogenannten posttraumatischen Wachstum führen.

POSTTRAUMATISCHES WACHSTUM

Der Begriff »posttraumatisches Wachstum« geht auf die amerikanischen Psychologieprofessoren Richard G. Tedeschi und Lawrence G. Calhoun zurück.[55] Er bezeichnet die Dynamik, die entstehen kann, wenn wir uns belastenden traumatischen Erfahrungen konstruktiv zuwenden. Dann kann daraus etwas Neues und anderes als vielleicht ursprünglich Angestrebtes hervorgehen.
Diese Verschiebung unserer Aufmerksamkeit auf unser unmittelbares Erleben, weg von der Idee, mit unserer Absicht zu scheitern, hilft uns dann auch »loszulassen«. Denn ab diesem Punkt kommen wir wirklich ganz bei uns selbst an.
Diese tiefgreifende Erfahrung, dass etwas nicht so klappt, wie wir es haben wollen, ist die beste Schule für unsere persönliche Weiterentwicklung. Und wenn wir uns auf diese persönliche Schulung richtig einlassen, können wir daran wachsen. Darum geht es immer in der Psychosynthese: Wir wollen das Schwierige akzeptieren lernen und fruchtbar machen.

Hinter der Falltür tief unter der Erde findet der Dummling am Ende der Treppe seine ihm verbündeten Itschen. Die »Eintrittskarte« in das Reich des natürlichen Wissens, das die Lösungen bringt, ist das Zulassen seiner Trauer. Er läuft nicht weg, wie wir es oft tun, wenn wir uns verletzt fühlen, sondern er setzt sich hin und ist traurig. Nur dieses Verweilen mit seinem Schmerz auf dem »Boden der Tatsachen« lässt ihn die Falltür entdecken.

Daraus können wir tiefenpsychologisch ableiten, dass sich in unserer Verzweiflung nur dann neue Wege im Leben öffnen, wenn wir uns auf das Gefühl einlassen, das uns gerade beherrscht. Weder die Verurteilung eines unangenehmen Gefühls noch seine Ablehnung bringen uns weiter. Aber das Annehmen dieses Gefühls bringt uns auf den Weg der Veränderung, der Transformation. Die Akzeptanz unserer Traurigkeit kann uns auch zu einer tieferen Verbindung mit Menschen führen, die diese Traurigkeit mit uns teilen. Wenn wir dieses Gefühl ablehnen, trennen wir uns von uns selbst ab und damit auch von anderen.

In Partnerschaften beobachte ich immer wieder zwei Entwicklungsrichtungen: Die einen wachsen über den gemeinsamen Schmerz der ungewollten Kinderlosigkeit immer tiefer zusammen. Andere Paare können mit dieser Erfahrung nicht umgehen und trennen sich. Beides kann richtig und beides kann falsch sein. Durch die Beschäftigung mit dem Märchen und den Fallbeispielen in diesem Buch kannst du deinen eigenen für dich stimmigen Weg in dir entdecken.

In jedem Fall müssen wir lernen, unsere Traurigkeit über die Nichterfüllung unseres Wunschs zu akzeptieren, um uns weiterzuentwickeln. Daher lade ich dich wieder ein, dir ein paar Fragen zu stellen:

»Was steht mir im Weg, meinen Schmerz über das bisherige Scheitern meines Kinderwunschs anzunehmen und mich meiner Trauer hinzugeben?«

Die Brüder suchen nicht in ihrer eigenen Tiefe nach der Lösung, sondern laufen hinaus in die Welt und geben sich mit sehr mittelmäßigen Entdeckungen zufrieden. Daher frage dich:

- Wie sehr habe ich bisher im Außen nach einer Lösung für meinen unerfüllten Kinderwunsch gesucht, statt mit meinem Partner/meiner Partnerin in die eigene Tiefe zu gehen und zu lernen, mit meinem Schmerz, meiner Enttäuschung und meiner Trauer umzugehen und uns auf einer ganz naturhaften Ebene als Mann und Frau, absichtslos, aus Liebe zu vereinen? Und das nur dann, wenn es im Einklang mit unseren Seelen ist. Und sei es, dass wir uns zum Trost als Paar in unserem gemeinsamen Schmerz vereinen, anstatt uns zu bekämpfen wie die Brüder den Dummling. Um schließlich damit einen großen Transformationsprozess einzuleiten, der mich am Ende vielleicht doch noch mit einer Elternschaft beschenken oder mich auf andere Weise erweitern und beglücken könnte.[56]
- Müsste ich mir eingestehen, dass ich vielleicht bisher zu oberflächlich mit meinem Kinderwunsch umgegangen bin und zu wenig nach den Ursachen in meiner eigenen Tiefe, vielleicht auch in meinem familiären Unbewussten gesucht habe?

Beispiel für eine »offene Rechnung« im Familiensystem

Mir fällt dazu das Beispiel einer Klientin mit unerfülltem Kinderwunsch ein, die erst als erwachsene Frau - nach der Abtreibung eines behinderten Kindes - von ihren Eltern erfuhr, dass diese auch schon einmal ein behindertes Kind abgetrieben hatten, worüber sie aber nie ein Wort verloren hatten. Meine Klientin fühlte sich schon zum Zeitpunkt ihrer Entscheidung nicht frei. Im Gegenteil, seither plagen sie starke Schuldgefühle. Erst nachdem ihre Eltern das Tabu gebrochen hatten, darüber zu sprechen, verstand sie, wie sie selbst zu einer solchen Entscheidung kommen konnte, die nicht aus ihrem Herzen kam. Das habe sie deutlich gespürt. Trotzdem wurde sie jahrelang nicht wieder schwanger. Jetzt aber hat sie neue Hoffnung, weil sie erfahren hat, welche Rechnung im Familiensystem noch offen war.

Um den Dummling in dir weiter zu erforschen, denk nun an andere Erfahrungen in deinem Leben, in denen du gescheitert bist oder in denen sich deine Wünsche nicht so erfüllt haben, wie du es dir vorgestellt hattest.
Mach dazu eine Tabelle. Schreib links in die erste Spalte dein »Scheitern«. Und rechts in eine zweite Spalte, was sich stattdessen in deinem Leben ergeben oder entwickelt hat.
Wenn du alle Erfahrungen mit ihren jeweiligen Konsequenzen aufgeschrieben hast, nimm dir einen Moment Zeit, in deinen Körper zu lauschen, wie er auf diese Erfahrungen reagiert.
Welche Früchte hast du vielleicht davongetragen, oder welche »Reichtümer« (die Gaben der Itsche: Teppich, Ring und Frau) hast du bereits von »deiner Itsche« - ohne dir dessen bewusst gewesen zu sein - erhalten? Spüre diese Erfahrungen im Körper. Wenn du die Wirkung physisch wahrnehmen kannst, lass dich in eine Haltung hineingleiten, die dich die Früchte dieser Erfahrungen auf körperlicher Ebene spüren lässt (zum Beispiel in einer Ausdehnung und Weitung des Brustkorbs). Achte auf deine Gefühle, die jetzt in dir aufsteigen, während du mit den Früchten der Vergangenheit in Kontakt kommst.

Schließe nun die Augen, und stell dir vor, dass du »deiner Itsche« im inneren Bild begegnest:

- Wie stellt sie sich dir im inneren Bild dar?
- Betrachte sie, und stell dir vor, dass sie einen spontanen Satz zu dir spricht. Was sagt sie dir?

Dann komm langsam zurück. Öffne deine Augen wieder, und schreib deine wichtigsten Eindrücke dieses Prozesses auf.

Nun sind wir fließend von deinem inneren Dummling in der Übung zur Itsche übergegangen, wollen sie aber auch noch gesondert betrachten.

Die Itsche in dir

Die Kröte bringt dem Dummling alle Lösungen für die drei Aufgaben des alten Königs und der letzten der Brüder. Frage dich:

- Wer ist die Itsche in mir?
- Wer lebt (verzaubert) in der verborgenen Tiefe meines Unbewussten, der oder die das Wissen und die Weisheit um die Lösungen für die Herausforderungen in meinem Leben hat?

Das größte Glück erfährt der Dummling, nachdem er, ohne darüber nachzudenken, getan hat, was ihm die große Itsche abverlangte, nämlich die kleine Itsche in die Möhre zu setzen. Eine Kröte anzufassen, ist nicht jedermanns Sache. Aber wieder folgt der Dummling, genauso wie er auch den Anweisungen des Königs immer folgt. Dadurch erfährt er die größte Belohnung.
An dieser Stelle kannst du dich fragen:

»Was gilt es Naturhaftes anzunehmen oder anzufassen, wovor ich vielleicht sonst zurückscheue, damit ich am Ende Zugang zu meinem inneren Reichtum bekomme?«

DIE WEISHEIT DER ITSCHE UND DEIN UNERFÜLLTER KINDERWUNSCH

Die Itschen im Märchen haben das verborgene Wissen um die Lösung aller Herausforderungen, die der König seinen drei Söhnen abverlangt.

In der Tiefenpsychologie im Allgemeinen und auch in der Psychosynthese im Besonderen gehen wir davon aus, dass es in jedem Menschen ein verborgenes Wissen und eine Weisheit gibt, die jenseits unseres Bewusstseins im sogenannten tieferen und höheren Unbewussten[57] liegen. Daher verwenden wir in der Therapie gern auch die archetypische Figur einer liebenden und weisen Person, die den Zugang zu dieser Weisheit ermöglicht. Dank unseres Märchens können wir hier aber auch die Itsche als eine solche Figur mit magischen Fähigkeiten - des tieferen Unbewussten, der Naturweisheit - wählen, da sie für jede Aufgabe des Königs die Lösung bereithält.

Die Jung'sche Analytikerin Ingrid Riedel beschreibt in ihrem Buch *Die weise Frau*, dass in archetypischen Gestalten wie einer alten Weisen immer der ganze unbewusste, transpersonale Erfahrungs- und Weisheitsschatz der Menschheit gebunden ist.[58]

Hier in unserem Märchen bietet sich die sprechende Itsche, wie sie oft in Märchen vorkommt, bereits als Weisheitsgestalt an, die als erdverbundenes Tier das Wissen um das Naturhafte in uns hat. Wir brauchen also keine neue Teilpersönlichkeit in uns zu suchen, sondern können das Experiment wagen, mit der Itsche als Projektionsfläche[59] für unser verborgenes Naturwissen in einen inneren Dialog zu treten. Durch diesen achtsamen Dialog können wir uns innerlich mit dem Weisheitsschatz der Menschheitsgeschichte verbinden.

So wie wir bereits in der Teilpersönlichkeiten-Arbeit einen ausführlichen Prozess mit der KiWu-TP und deinem Inneren Verhinderer gemacht haben und ausführliche innere Dialoge mit beiden geführt haben, kannst du hier diese Fragen- beziehungsweise Interventionskataloge genauso auf die Itsche anwenden und Zugang zu deinem inneren Wissen erlangen.
Erlaube der Itsche einmal, alle Gefühle darüber auszudrücken, wie sie sich fühlt, wie du bisher in deinem Leben mit deinem unerfüllten Kinderwunsch umgegangen bist. Und stell ihr folgende Fragen:

- Was willst du?
- Was brauchst du wirklich?
- Wie kannst du mein Leben verhindern?
- Wie kannst du mein Leben bereichern?
- Was brauchst du jetzt (wirklich) von mir (dem erwachsenen Ich, meiner bewussten Steuerung)?

Wenn du dich auf diese Fragen tief einlässt - der Dummling muss tief in die Erde »eintauchen«, um der Itsche zu begegnen -, können wir von der Arbeitshypothese ausgehen, dass deine innere Itsche weiß, was der verborgene Schlüssel zur Erfüllung deines Kinderwunschs ist. Oder alternativ: was es noch in deinem Leben zu lernen gibt. Denn für Roberto Assagioli ist die menschliche Entwicklung ein »Prozess fortschreitenden Erwachens«. Das bedeutet, dass wir uns ein Leben lang weiterentwickeln können.
Aber mit diesem »inneren Wissen« müssen wir sehr behutsam umgehen. Wie der Dummling im Märchen finden wir den Zugang dazu außerhalb unseres Alltags, nämlich tief in uns selbst, im Verborgenen, wo nicht jeder hinkommt. Dazu ist es wichtig, still zu werden, zu meditieren, achtsam zu sein und sich dieser verborgenen Weisheit in Demut zu nähern, ohne sich ihrer zu rühmen. (Nachdem der Dummling den schönsten Teppich bereits von der Itsche erhalten hatte,

stellte er sich nicht über die Brüder. Er überreichte den Teppich einfach dem König. Still und bescheiden. Er hat sich nicht erklärt, wie er das geschafft hat. Er hat es einfach getan. Still.)
Daher lade ich dich jetzt ein, deiner Itsche noch einmal mit geschlossenen Augen im Inneren zu begegnen.

Die Identifizierung mit dem Dummling

Stelle dir - im Stehen - als Beobachter aus deiner Ich-Position für diesen Prozess noch einmal die Szene aus dem Märchen vor: Der traurige Dummling erhält vom König dreimal nacheinander eine Aufgabe, deren Lösung er jeweils neben seiner Feder hinter der Falltür im Boden bei den Itschen erhält. Er steht auf, öffnet die Falltür und steigt eine Treppe hinab in die Tiefe, bis er vor einer weiteren Tür steht, an die er klopft. Eine dicke Itsche öffnet ihm und fragt, was er wolle ...
Betrachte den Dummling in deinem Inneren zunächst so, als stünde er vor dir, während er vor der Tür der Itsche steht und um Hilfe bittet, den Auftrag seines alten Königs zu erfüllen:

- Wie sieht er aus?
- Wie ist er gekleidet?
- Was für eine Frisur hat er?
- Wie ist seine Körperhaltung?
- Welche Stimmung verbreitet er?
- Und welchen Auftrag muss er erfüllen? Dafür kannst du dir vorstellen, Zeuge dafür gewesen zu sein, wie der König seinen drei Söhnen den Auftrag erteilt hat ...

Stelle dir nun vor, dass du dich an dieser Stelle des Märchens einmal mit dem Dummling identifizierst. Dafür kannst du gern im Stehen einen Schritt nach vorn machen und dir vorstellen, dass du in den Dummling hineintrittst und dich ganz mit ihm verbindest.

Wenn du dich ganz mit dem Dummling identifiziert hast, hast du nun dreimal hintereinander die Gelegenheit, an die Tür der Wohnung der Itsche zu klopfen und jedes Mal den Wunsch des Königs zu äußern. Du kannst dieses Rollenspiel auch auf mehrere Tage verteilen und an jedem Tag, an dem du dich mit dem Dummling identifizierst, den alten König in dir fragen, was er sich wünscht, um seinen Nachfolger zu bestimmen.

Dieser Prozess verlangt von uns, dass wir uns sehr tief mit den einzelnen Märchenfiguren identifizieren. Denn nur so kommen wir zu unserem verborgenen Wissen. Was wir an der Oberfläche bereits wissen, hilft uns erfahrungsgemäß ja nicht weiter. Deshalb ist es sehr wichtig, einen guten geschützten Rahmen für diesen Prozess zu schaffen, um wirklich mit der Magie des Unbewussten in Berührung zu kommen.

Die Begegnung von Dummling und Itsche

In der Identifikation mit dem Dummling kannst du dir einen Moment Zeit nehmen, um in dich hineinzuhorchen, welcher Wunsch gerade in diesem Moment in dir aufsteigt oder welchen Auftrag der alte König dir aufgetragen hat.

Dann klopfe an die Tür und warte, bis die Itsche öffnet ...

Nun sage der Itsche, was du dir von ihr wünschst ...

Wenn du ihr das als Dummling gesagt hast, schaue die Itsche ganz genau dabei an, wie sie aussieht und wie sie auf dich wirkt.

Dann disidentifiziere dich aus dem Dummling, mache dafür einen Schritt zurück, trete aus dem Dummling heraus.

Betrachte nun als Beobachter aus deinem Ich heraus einen Augenblick lang innerlich den Dummling, der seinen Wunsch geäußert hat, und die Itsche, die bereit ist, den Wunsch des Dummlings zu erfüllen.

Dann schaue dir die Itsche an. Mache zwei große Schritte nach vorn, und identifiziere dich mit der Itsche, werde ganz sie, und dreh dich

um 180 Grad, dem Dummling zugewandt. Tauche ganz in die Identität dieser magischen Itsche ein, die die besondere Fähigkeit hat, dem Dummling jeden Wunsch des Königs zu erfüllen.
Wenn du jetzt ganz die Itsche bist, schaue als Itsche auf den Dummling, der nun vor dir steht. Stell dir vor, du hörst in dir noch einmal, wie er dir seinen Wunsch sagt …
Dann stelle dir vor, dass du ihm jetzt als Itsche seinen Wunsch erfüllst …
Schließlich wechsle wieder die Identifikation, und stell dir vor, dass du wieder der Dummling bist, der von der Itsche das bekommt, was er sich gewünscht hat …
Vertraue dich in diesem Prozess ganz der verborgenen Dynamik deiner inneren Bilder an. Das Wirkliche wird sich durchsetzen.
Am Ende kannst du wieder alles dokumentieren.

FALLBEISPIELE IM SPIEGEL DES MÄRCHENS

An dieser Stelle möchte ich gern ein paar Geschichten erzählen, die verdeutlichen, wie sich die Symbolik des Märchens im »richtigen Leben« wiederfindet.

Ich beginne mit Lilly, die ich zufällig kennenlernte, als ich dieses Buch schrieb. Sie hatte sich, wie der Dummling im Märchen, mit ihrem Schicksal abgefunden. Sie durchlebte all ihre Gefühle, bis sie schließlich im dritten »natürlichen Versuch« mit einem Kind beschenkt wurde.

Mit ihrem Einverständnis veröffentliche ich ihre Geschichte hier, weil sie deutlich macht, wie sehr die verborgene Macht ihres Unbewussten die Kontrolle über ihren Kinderwunsch übernommen hat.

Heute ist ihre hübsche kleine Tochter fünf Jahre alt, und alles dreht sich, wie sie sagt, um deren Glück. Aber der Weg dorthin war voller Prüfungen – wie der Weg des Dummlings zum Nachfolger des alten Königs.

Ein Beispiel zur Symbolik des Dummlings

Im Alter von 45 Jahren spürte Lilly, dass ihre biologische Uhr tickte. Sie hatte immer ein sehr aktives und erfülltes Leben geführt, sowohl privat als auch beruflich. Zehn Jahre lang hatte sie einen Partner, mit dem sie zwar viel teilte, der für sie aber nicht die richtigen Voraussetzungen mitbrachte, um mit ihr ein Kind zu bekommen. Zu jener Zeit hatte auch sie noch nicht den Wunsch danach. Dann hatte sie andere, weniger wichtige Beziehungen mit Männern, mit denen sie ihr Leben auch nicht auf Dauer teilen wollte.

Die Zeit verging. Sie vermisste nichts, aber ihr wurde klar, dass sie, wenn sie Kinder haben wollte, nicht mehr allzu viel Zeit verstreichen lassen durfte. Ihr Leben wäre so oder so genauso gut gewesen, ist sie überzeugt. Sie hätte nur zwei unterschiedliche Leben gehabt (mit und ohne Kinder), die für sie aber gleichermaßen erfüllend gewesen wären.

Zufällig lernte sie in dieser Zeit ihrer wichtigen Erkenntnis Andreas kennen. Er hatte bereits einen Sohn aus seiner ersten Beziehung. In dieser Lebensphase war es ihr wichtig, keine Zeit mehr mit einem Mann zu »verschwenden«, der nicht offen für Kinder war. Deshalb klärte sie diese Frage von Anfang an mit ihm ab, bevor sie sich auf ihn einließ. Sie freute sich sehr, dass Andreas sich ein weiteres Kind mit ihr vorstellen konnte. So begann ihre Liebesgeschichte mit Leidenschaft und Unbekümmertheit.

Nach nur zwei Monaten wurde sie zum ersten Mal schwanger, ohne dass sie während ihrer sexuellen Zweisamkeit an ein Kind gedacht hätten.

Sie war überglücklich und unterzog sich regelmäßigen Kontrolluntersuchungen. Doch in der elften Woche verlangsamten sich die Herztöne des Embryos. Eine Woche später hörten sie ganz auf. Die Wehen setzten ein, und der Fötus wurde auf natürliche Weise ausgestoßen. Das warf sie völlig aus der Bahn. Sie war emotional am Boden zerstört, und der Wunsch nach einem Kind wurde immer stärker. Zumal sie jetzt wusste, dass es klappen könnte.

Die Ärzte sagten ihr, es gebe keinen Grund zu warten, sie könne es ruhig weiter versuchen. Von da an fühlte sie sich völlig auf ihren Kinderwunsch fixiert. Doch je mehr sie sich darauf versteifte, desto weniger schien es zu funktionieren, und umso weniger erfüllend erlebte sie die Sexualität mit Andreas.

Wie kam es nun zur zweiten Schwangerschaft? Jeden Monat, wenn ihre Periode eintrat, war sie traurig. Nach sechs Monaten hatte ihr Partner Andreas einen Unfall, und sie sagte sich: »Auch dieser Monat ist verloren.«

Da es ihrem Partner sehr schlecht ging, dachte sie nicht mehr an ein Kind. Es erschien ihr unmöglich. Doch als Andreas aus dem Krankenhaus entlassen wurde, waren beide sehr froh, dass er den Unfall überlebt hatte, und sie gaben sich spontan und leidenschaftlich einander hin, als es wieder möglich war. So wurde sie im Januar zum zweiten Mal schwanger, wieder völlig überraschend. Sie hatte überhaupt nicht mehr daran gedacht, dass dies noch einmal passieren könnte. Freude und Hoffnung keimten auf.

Doch dann stellte sich bei einer vorgeburtlichen Untersuchung in der 13. Woche heraus, dass das Baby ein Downsyndrom hatte. Das warf sie völlig aus der Bahn. Sie wusste nicht mehr, was sie tun sollte. Wenn sie daran dachte, das Kind zu behalten, war sie verzweifelt. Wenn sie daran dachte, es nicht zu behalten, war es noch schlimmer.

Bevor sie eine Entscheidung treffen konnte, musste sie sich am folgenden Morgen einer Chorionzottenbiopsie (Plazentapunktion) unterziehen. Während der Untersuchung teilte ihr der Gynäkologe mit, dass das kleine Herz nicht mehr schlage. Sie fragte ihn, ob es ihre Schuld sei, da sie die ganze Nacht so verzweifelt gewesen sei. Aber er beruhigte sie: Die Messungen des Fötus hätten gezeigt, dass der Herzschlag bereits vor vier Tagen aufgehört habe. Er ließ sie ins Krankenhaus einweisen, um eine Kürettage (Ausschabung) durchführen zu lassen. Als sie entlassen wurde, sagten ihr die Ärzte, dass sie mindestens drei Monate warten müsse, bevor sie wieder versuchen könne, ein Kind zu bekommen. Danach achtete sie sehr darauf, dass »nichts passierte«.

Und wie kam es zur dritten Schwangerschaft? Zweieinhalb Monate später war ihr Partner Andreas einmal versehentlich »unachtsam«, obwohl ihr die Ärzte »verboten« hatten, innerhalb der ersten drei Monate nach der Kürettage schwanger zu werden. Ausgerechnet wieder, als sie wegen der Ausschabung gar nicht daran dachte, schwanger zu werden, geschah ebendies zum dritten Mal.
Nach all den Turbulenzen und der Ungewissheit der ersten beiden Schwangerschaften wurde eine molekulare Chorionzottenbiopsie durchgeführt, die bestätigte, dass es sich um ein gesundes Mädchen handelte. Die Schwangerschaft verlief ohne Komplikationen und wurde auf ihren Wunsch per Kaiserschnitt beendet.

Fünf Jahre später stellt Lilly rückblickend fest, dass sie nur dann schwanger geworden war, wenn sie völlig absichtslos war und sich einfach der Liebe zu ihrem Partner hingab. Immer dann, wenn sie auf den Kinderwunsch fixiert war (wenn ihre Gedanken beim Sex um das Wunschkind kreisten), wurde sie nicht schwanger.
Sie sagte: »Ein Kind zu bekommen, ist nicht nur ein physiologischer und biologischer Akt, sondern auch ein mentaler. Aber vor allem ist es für mich ein Wunder!«

Lillys Beispiel erinnert in der Fülle ihrer vielfältigen Erfahrungen an das Märchen »Die drei Federn«. Die beiden Brüder, die voller Absicht und Begierde waren, das Königreich des Vaters zu erben, bekamen es nicht. Immer wenn Lilly sich darauf konzentrierte, ein Kind zu bekommen, und voller Absicht war, wurde sie nicht schwanger.

Als sie schließlich ihren Wunsch, schwanger zu werden, aufgab, weil die Ärzte ihr nach der Kürettage drei Monate lang ungeschützten Sexualverkehr mit ihrem Partner verboten hatten, übernahm Andreas plötzlich »versehentlich« die Führung … Offensichtlich war sie absolut empfänglich und gleichzeitig ohne Absicht. Aus dieser Haltung heraus hat sich ihre Tochter in ihr eingenistet.

Lilly erlebte ich als eine sehr temperamentvolle und emotionale Frau, die all ihre Gefühle durchlebte und jedes Mal in ihr Schicksal einwilligte. Sie akzeptierte und betrauerte, was passierte, ohne jemals mit ihrem Schicksal zu hadern oder böse zu werden. So wurde sie am Ende genau wie der Dummling im Märchen mit dem »Königreich« (ihrer Mutterschaft) beschenkt.

Um besser zu verstehen, was in einem selbst die Vollendung einer Schwangerschaft verhindert, was dem Wunder der Geburt eines Kindes manchmal im Weg steht, möchte ich noch ein weiteres eindrückliches Beispiel aus meiner Praxis erzählen.

Beispiel: Drei Fehlgeburten als Wegweiser

Marie ist eine junge Frau in den Dreißigern und mit ihrem ersten Freund verheiratet. Ihre Beziehung ist sehr harmonisch, zum Streit kommt es kaum. Sie hat schon seit Jahren einen starken Kinderwunsch. Zum Zeitpunkt der Therapie sind die beiden bereits seit 18 Jahren ein Paar.

Als sie zum ersten Mal in die Praxis kommt, hat sie gerade ihre erste Fehlgeburt hinter sich. Sie ist sehr traurig, dass es im vierten Monat

passierte. Denn sie dachte, sie hätte die kritische Phase überwunden und könne es jetzt der Welt mitteilen. In der Therapiestunde möchte sie herausfinden, warum ihr das passiert ist.
Sie hatte bei mir bereits ein siebentägiges Seminar zur Arbeit mit dem Inneren Kind besucht. So konnte ich sehr leicht einen inneren Prozess mit ihr und ihrem Inneren Kind machen.
Sie war sehr erstaunt, in ihrem inneren Bild ein wütendes Kind zu sehen, das ihr Vorwürfe machte, weil es sich von ihr vernachlässigt fühlte. Während des Seminars hatte sie ihrem Inneren Kind versprochen, seine Bedürfnisse ernster zu nehmen. Doch durch die Schwangerschaft fühlte es sich eher vernachlässigt. Bei meiner Klientin drehte sich alles nur noch darum, endlich Mutter zu werden, nicht aber um ihre eigenen inneren Bedürfnisse. Es wurde deutlich, dass das Innere Kind sich durch das äußere Kind fast bedroht fühlte, weil dann zu wenig Zeit für es bliebe.
Meiner Klientin wird bewusst, dass sie offensichtlich geglaubt hat, mit einem realen Kind wären auch ihr Inneres Kind und damit ihre tiefsten Bedürfnisse erfüllt. Sie erkennt aber, dass das so nicht der Fall ist. Und sie verspricht ihrem Inneren Kind sofort, sich mehr um es zu kümmern und seine Bedürfnisse wieder ernster zu nehmen.
Mit dieser Erkenntnis, dass ihr Inneres Kind mit einem realen Kind nicht einverstanden ist, kann sie etwas anfangen und geht zufrieden wieder. Lange Zeit höre ich nichts mehr von ihr.

Ein Dreivierteljahr später bittet sie erneut um einen Termin. Sie ist fassungslos. Wieder war sie schwanger, und wieder hat sie das Kind im vierten Monat verloren. Diesmal war nicht mehr die Beziehung zu ihrem Inneren Kind das Hindernis, sondern die Beziehung zu ihrem Mann. Sie erzählte, wie enttäuscht sie war, dass er sich so unentschlossen verhielt, was die Idee eines gemeinsamen Kindes betraf. Er würde zwar aus Liebe zu ihr mitmachen, aber es sei nicht wirklich sein eigener Wunsch. Außerdem habe er neben ihr noch zwei andere Lieb-

schaften, wie sich erst nach der zweiten Fehlgeburt herausgestellt habe. Dieser Vertrauensbruch habe sie massiv enttäuscht.
Die Klarheit zu sehen, dass die Zustimmung des Vaters für ein Kind und die exklusive Bejahung der Partnerin auch für sie eine wichtige Rolle gespielt hat, hilft ihr zu verstehen, dass auch das zweite Kind wieder gegangen ist. Gleichzeitig verunsichert es sie, dass er sich weder klar dafür noch eindeutig dagegen ausspricht, was sicherlich einen Einfluss auf ihre hormonelle Situation hatte. Ihr Kinderwunsch, der sich nicht nur am Kind festmacht, sondern auch an ihrer Sehnsucht danach, Mutter zu sein, bleibt dennoch bestehen. Und sie fragt mich, ob ich glaube, dass sie einmal Kinder haben wird.
Eine heikle Frage für mich. Aber ein Instinkt in mir antwortet ihr: »Wenn die Umstände stimmen, kann ich mir gut vorstellen, dass du in diesem Leben Kinder bekommen könntest.« Ich erlebe sie im Kontakt als sehr weiblich, fürsorglich und zugewandt. Meine Zuversicht tut ihr gut, und sie geht wieder.

Wieder höre ich lange Zeit nichts von ihr, bis sie mich eines Tages aus dem Krankenhaus anruft und mir mitteilt, dass sie auch ihr drittes Kind im vierten Monat verloren hat. Diesmal ist sie sich sehr darüber im Klaren, dass sie sich von ihrem Mann trennen muss. Im Krankenhaus hatte sie aus der Distanz heraus erkannt, dass die beiden eher eine geschwisterliche als eine Mann-Frau-Beziehung hatten.
Kurz nach ihrem Krankenhausaufenthalt suchte sie vorübergehend Unterschlupf bei einem Freund, den sie bereits seit drei Jahren kannte. Er sei aber überhaupt nicht »ihr Typ«, sagt sie. Sie brauche sofort Abstand von ihrem Mann.
Ihr Freund unterstützt sie sehr liebevoll bei der Bewältigung des Verlustes ihrer drei Kinder. Durch sein Einfühlungsvermögen in ihren Schmerz fühlt sie sich von ihm sehr verstanden. Die beiden sind freundschaftlich sehr verbunden, und meine Klientin findet durch sein herzliches Mitgefühl wieder Frieden in ihrem Herzen.

Es dauert keine drei Monate, bis sich die beiden wider Erwarten dennoch ineinander verlieben und eine leidenschaftliche Beziehung beginnen. Plötzlich wird sie sogar ungeplant von ihm schwanger. In der neuen Beziehung fühlt sich meine Klientin durch die innige Hingabe von ihrem neuen Partner ganz anders wahrgenommen und als ganze Frau begehrt. In der Folge hat sie keine Angst mehr, auch das nächste Kind wieder zu verlieren. Sie lässt sich bald von ihrem ersten Mann scheiden und heiratet ihren neuen Mann noch vor der Geburt der gemeinsamen Tochter.

Eine unglaubliche Geschichte, die zeigt, wie etwas in der Natur meiner Klientin zu wissen schien, dass der erste Mann nicht der geeignete Vater für ihre Kinder war. Der neue Partner hingegen hatte selbst einen sehr starken Kinder- und Familienwunsch. Und es dauerte auch nicht lange, bis meine Klientin mir die Geburtsanzeige für ein zweites Kind schickte.

Ihr erster Ehemann blieb ihr freundschaftlich verbunden. Er selbst war erleichtert, dass es so gekommen war und seine Unentschlossenheit zu dieser Dynamik geführt hatte. Die Verantwortung für eine Vaterschaft hätte ihn überfordert. Die Patenschaft für die erste Tochter meiner Klientin hat er hingegen gern übernommen.

Dieses Beispiel zeigt, wie jede ihrer Fehlgeburten zu einer Bewusstwerdung führte und sie die Herausforderungen in der Therapie und allein unter Zulassen ihres Schmerzes und ihrer Trauer durchlebt hat. Ihr innigster Wunsch, Mutter zu werden, erfüllte sich erst, als sie erkannte, dass ihr erster Mann sich nicht wirklich auf die Vaterschaft einlassen konnte und es nicht der gemeinsame Wunsch des Paares war – für sie eine wichtige Voraussetzung.

Der Mut, sich von ihrem Mann zu trennen, wurde mit einem neuen Mann belohnt, der sie nicht nur als Frau liebte, sondern auch ihren Kinderwunsch von ganzem Herzen teilte.

KRANKHEITEN ALS UNBEWUSSTES NEIN ZU EINEM KIND

Es gibt viele medizinische Diagnosen, von denen es heißt, dass sie die Fruchtbarkeit beeinträchtigen. Dennoch erlebe ich es in meiner Praxis des Öfteren, dass Veränderungen der psychischen Befindlichkeit trotz dieser Diagnosen überraschende Schwangerschaften entstehen lassen können.

Beispiel für eine Schwangerschaft trotz negativer Diagnose

Ein Mann berichtete mir in der Therapie, dass er über Jahre mit seiner Frau versucht hätte, ein Kind zu bekommen. Als sie sich dann beide gründlich untersuchen ließen, diagnostizierte man bei ihr eine Endometriose (Verwachsungen von Gebärmutterschleimhaut), die die Gynäkologin als Erklärung anführte. Darüber waren sie sehr betrübt.

Da die beiden sich sehr liebten, machte mein Klient seiner Partnerin einen Heiratsantrag. Ab da konzentrierte sich alle Aufmerksamkeit auf die Vorbereitungen eines großen Hochzeitsfestes. Während dieser Zeit vergaßen sie ihren Kinderwunsch. Stattdessen wurden ihre Liebesnächte viel inniger. Und die Partnerin meines Klienten war überglücklich über seinen Heiratsantrag. Er sagte, dass sie sich seitdem mit ihm viel sicherer fühlte und sich ihm – zu seiner großen Freude – auf bis dahin unbekannte Weise hingab.

Noch bevor sie heirateten, wurde sie unerwartet schwanger und hatte eine komplikationslose Schwangerschaft wie auch eine natürliche Geburt.

Aus der Rückschau schildert mein Klient, der bereits Seminare bei mir besucht hatte, dass er heute einen Zusammenhang erkennen kann zwischen den Ängsten seiner Frau, wieder verlassen zu werden, und seinem Heiratsantrag. Seine Frau musste erleben, dass ihr Vater ihre Mutter während der Schwangerschaft verlassen hatte. Das war eine unbewusste Angst, die sie auf ihren Partner übertrug. In dem Moment, da er ihr einen Heiratsantrag machte, fühlte sie sich sicherer und konnte loslassen. Diese Verbindung von Sicherheit und Loslassen schien sich sehr günstig auf ihre Fruchtbarkeit auszuwirken.

Aus der Polyvagal-Theorie wissen wir, wie Ängste dazu führen, dass in unserem autonomen Nervensystem die Defensivsysteme von Kampf-, Flucht- oder Totstellreflex aktiviert werden (siehe auch den Exkurs im Kapitel »Die eigene Kindheit und dein Kinderwunsch«). Selbst wenn es keine wirkliche Gefahr gibt, reagieren das Gehirn und das Nervensystem auf der Basis seiner unbewussten, rein neuronalen Wahrnehmung (Neurozeption) mit der »Sicherung des Überlebens«. Das heißt, dass sich eine Frau wie im besprochenen Fall unverheiratet schwertun kann, sich auf eine Schwangerschaft einzulassen.

Die Endometriose allein war in der Rückschau ganz offensichtlich nicht die Ursache für die lange währende Kinderlosigkeit, noch war sie in diesem Fall eine Einschränkung für die Schwangerschaft.

Auch hier sehen wir wieder, wie die Absichtslosigkeit in Verbindung mit dem Gefühl der Sicherheit die wichtigsten Faktoren zum Gelingen waren (siehe dazu auch die Interpretation des Märchens »Die drei Federn« im Kapitel »Märchen als Wegweiser zur Wunscherfüllung«).

Beispiel für eine Vorbelastung durch Schwangerschaftsabbruch

Eine andere Klientin berichtete mir, dass sie in ihrer großen Verliebtheit nach einem Jahr Beziehung von ihrem Freund ungeplant schwanger wurde. Er hatte ihr zwar versprochen »aufzupassen«, doch das war ihm in einer besonders leidenschaftlichen Liebesnacht offensichtlich misslungen.

Als er von ihrer Schwangerschaft erfuhr, war er erschrocken. Er hatte es sofort befürchtet, aber dennoch gehofft, dass »nichts passiert« wäre. Sie ihrerseits war einerseits völlig verzückt, von ihrer großen Liebe schwanger geworden zu sein. Gleichzeitig hatte sie – ebenso wie die Frau aus dem vorherigen Beispiel – große Angst, von ihrem Freund wieder verlassen zu werden und ihr Kind allein großziehen zu müssen. Denn sie war ein Scheidungskind und hatte immer sehr unter der Abwesenheit ihres Vaters gelitten.

Sie hatte in der akuten Zeit niemanden außer ihrem Freund, mit dem sie sich hätte beraten können. Schlussendlich entschied sie sich gegen ihr Herz und auch gegen dieses Kind.

Nach dem ambulanten Eingriff fiel sie in eine tiefe Depression. Sie war so verzweifelt, empfand diese Entscheidung als den ersten großen Fehler in ihrem Leben und bekam starke Suizidfantasien. Sie wusste nicht vor und zurück.

Sie hatte kein Vertrauen mehr zu ihrem Freund und gab ihm die Schuld für ihre Situation. Sexualität erschien ihr auf einmal völlig sinnlos, wenn das Schönste, was dabei passieren kann, nicht sein dürfe. Alle Wut auf sich selbst richtete sich gegen den Freund. Trotzdem schafften die beiden es auch nicht, sich zu trennen, obwohl sie sich fast nur noch stritten.

Als sie drei Monate später zu einer Kontrolluntersuchung ging, wurde bei ihr eine sogenannte Dermoidzyste diagnostiziert. Nun fühlte sie sich wie bestraft, weil sie sich gegen ihr Kind entschieden hatte, das doch aus einer wunderschönen Liebesvereinigung entstanden war. Sie konnte sich ihre eigene Überforderung, die sie zu ihrer Entscheidung getrieben hatte, damals nicht eingestehen und verurteilte sich auf das Schlimmste dafür. Statt dass ein Kind in ihrer Gebärmutter heranwuchs, war dort eine Zyste gewachsen. Die Entstehung der Zyste hielt sie für eine Reaktion ihres Körpers auf ihre Fehlentscheidung. Da sie es aber auch nicht fertigbrachte, sich von ihrem Freund zu trennen, kam sie in die Psychotherapie.

Erst durch diesen Schicksalsschlag erwachte ein starker Kinderwunsch in ihr. Vorher hatte sie sich keine Gedanken ums Kinderkriegen gemacht. Aber es auf einmal gespürt zu haben, wie sich schwanger zu sein anfühlt, löste eine starke Sehnsucht nach einem Kind in ihr aus. Gleichzeitig fühlte sie sich jedoch »noch nicht so richtig im Leben angekommen«. Sie hatte ihr Studium damals gerade abgeschlossen, aber noch keinen Beruf. Sie wusste zu der Zeit auch nicht, wie sie jetzt Geld verdienen könnte.

Da sie als Scheidungskind sehr unter den finanziellen Nöten ihrer Mutter gelitten hatte, merkte sie, dass sie sich noch nicht stark genug in einem selbstständigen Leben etabliert fühlte, um ein Kind aufzuziehen. Aber jetzt war der Wunsch geboren. Es vergingen fünf Jahre, bis ihr Freund schließlich auch in eine Elternschaft einwilligte.

Aber danach willigte ihr Körper nicht mehr ein. Durch den Schwangerschaftsabbruch war das Thema »Kind« sehr vorbelastet.

Als sie zu mir in die Therapie kam, hatte sie bereits zwei Jahre vergeblich versucht, schwanger zu werden, und fiel damit offiziell unter das Etikett »unfruchtbar«. Da sie aber bereits einmal von ihrem Freund schwanger geworden war, spürte sie, dass das so nicht stimmen konnte.
In der Therapie begannen wir, ihre Lebensgeschichte aufzuarbeiten. In der Arbeit mit ihrem Inneren Kind wurde deutlich, wie viele Ängste sie bereits aus ihrer Kindheit mit in die Beziehung brachte und wie diese sich destruktiv auf sie selbst und ihre Partnerschaft auswirkten.[60] In einer Sitzung wollte sie endlich verstehen, was sie eigentlich psychisch davon abhielt, schwanger zu werden. Daher lud ich sie ein, eine sogenannte Freiraum-Übung aus dem »Focusing« nach Eugene T. Gendlin[61] mit ihr zu machen, auf die wir weiter unten noch zu sprechen kommen. Dafür stellte ich ihr immer wieder dieselbe Frage:

»Was steht dir im Weg, schwanger zu werden?«

Insgesamt fand sie 16 Motive beziehungsweise Gründe:

1. Mein Freund ist zu alt.
2. Er hat schon Kinder aus der ersten Beziehung.
3. Kann ich es seinen Kindern zumuten, noch ein Geschwisterchen zu bekommen?
4. Ich habe Angst, dass unsere Beziehung scheitert, wenn wir ein Kind bekommen.
5. Unsere Wohnung ist zu klein. Ich will aber nicht umziehen.
6. Wer finanziert meinen Lebensunterhalt, wenn ich ein Kind bekomme?
7. Wie kann ich meinem Kind gerecht werden, wenn ich arbeiten gehen muss, um meinen Lebensunterhalt zu verdienen?
8. Ich habe Angst, dass mein Freund mich verlassen könnte und ich eine alleinerziehende Mutter werde.

9. Vielleicht bekomme ich ein krankes oder behindertes Kind? Könnte ich das ertragen?
10. Vielleicht sucht er sich eine Geliebte – wie mein Vater.
11. Ich bin verunsichert, weil er mich nicht heiraten will.
12. Es verunsichert mich, dass er nicht einmal geschieden ist.
13. Ist er der richtige Vater für mein Kind?
14. Ihm ist die Arbeit immer wichtiger als die Familie. Das sehe ich schon am Umgang mit seinen Kindern.
15. Würde er im Fall der Trennung Unterhalt für das Kind bezahlen?
16. Ich habe Angst, dass er plötzlich sterben könnte.

Bei dieser Summe von Zweifeln, Ängsten und verhindernden Glaubenssätzen wurde ihr selbst klar, dass das keine »Einladung für ein Kind« sein konnte. Bis dahin war sie sehr mit ihrem Kinderwunsch identifiziert, hatte aber kein Bewusstsein davon, wie viele eigene innere Bedenken diesem Herzenswunsch entgegenstanden.
Eine Übung – die ich dir wie gesagt im Folgenden auch vorstelle – half ihr, diese Motive loszulassen und sich freizumachen, um sich endlich ihrem Kinderwunsch hingeben zu können.

Drei Monate später kam sie zu einer weiteren Therapiestunde und berichtete mir, dass sie nach dieser Übung noch in demselben Zyklus für sie völlig überraschend schwanger geworden war.
Morgens erwachte sie mit einem Spannungsgefühl in der Brust und der Erinnerung an einen Traum: Der Traum erzählte von drei Frauen, die – entgegen aller Wahrscheinlichkeit – schwanger waren. Die erste war bereits 60 Jahre alt. Darin erkannte sie ihre Sorge, dass ihr Partner bereits zu alt wäre. Dann die Tochter ihres Freundes, die mit einem verheirateten Mann zusammenlebte, der aus seiner Ehe bereits Kinder hatte und keine weiteren wollte. Darin spiegelte sich für sie ihre Sorge, dass sie ihr keine Geschwisterchen mehr zumuten könnte. Gleichzeitig befand sich die Tochter ihres Freundes in derselben

Situation wie sie selbst. Und die dritte schwangere Frau im Traum hatte keine Gebärmutter mehr. Sie war die Frau eines Hoteliers, die bereits vier Kinder hatte. An ihr störte sie immer, dass sie so sehr mit ihrer Arbeit identifiziert war und diese immer wichtiger als ihre Kinder nahm.

Das Besondere in dieser besonderen Liebesnacht, erzählte sie weiter, war, dass sie mit ihrem Freund sehr verspielt war. Während sie vor der Freiraum-Übung in der Therapie so viel mit ihrem Freund über das Kinderthema gestritten hatte und beim Sex immer darauf fokussiert war, war es dieses Mal anders. Sie fühlte sich – zur großen Entlastung ihres Freundes – vollkommen befreit von allem Druck, dass sie um jeden Preis ein Kind bekommen müsste. Dieses Mal war er derjenige, der ihr heiter lachend, fast karikaturesk sagte: »Ich will unbedingt ein Kind mit dir. Bitte!« Dem entgegnete sie, laut ihrer Schilderung: »*Nein! Ich will kein Kind!* Lass mich in Ruhe damit! Ich bin so glücklich mit meinem Leben, wie es ist. Ich brauche kein Kind mehr!«

Diese Loslösung von dem dringenden Wunsch, ein Kind zu bekommen, hatte ihre Körperchemie offensichtlich so »wohlgesinnt« gemacht, dass sie nach der Befreiung von allen Zwängen sozusagen wie nebenbei schwanger wurde.

Ein Jahr später kam sie, um mir ihr Baby vorzustellen, und erzählt, dass die Schwangerschaft ohne jede Komplikation verlaufen sei. Und die Kinder ihres Freundes nähmen das Baby voller Freude als Geschwisterchen an.

Um für dich herauszufinden, was dir innerlich und *scheinbar* (?) äußerlich im Weg steht, schwanger zu werden beziehungsweise dich für ein Kind zu öffnen, lade ich dich ein, mit deinem Partner wechselseitig die folgende Focusing-Übung zu machen, die bei meiner Klientin aus dem soeben erwähnten Beispiel so erfolgreich verlief.

Focusing erlaubt einen einfachen und natürlichen Zugang zum vorbegrifflichen und präverbalen Erleben. Man geht hier davon aus, dass sich die Bedeutung einer Situation zuerst im Körper widerspiegelt und dass uns Fragmente davon erst später mental zugänglich werden: »Zuerst der Körper und dann die Sprache. Der Körper bekommt zentrale Bedeutung.«[62] Es geht natürlich auch um Gefühle, Imaginationen, Kognitionen und Hörerlebnisse. Die wesentliche Intervention ist hier aber diejenige, die die Achtsamkeit hin zum körperlichen Erleben führt.

Focusing: Die Freiraum-Übung

Für diese Übung setzt ihr euch auf zwei Stühle gegenüber und entscheidet, wer die Übung zuerst machen will. Einer ist »Proband« beziehungsweise »Ausübender«. Der andere ist sein Begleiter. Anschließend könnt ihr die Rollen tauschen. Am Ende beider Prozesse könnt ihr euch über das innere Erleben austauschen.
Als Begleiter kannst du dem Probanden nun diese Fragen stellen:

- *Erste Runde* (an die Frau gerichtet): »Was steht dir im Weg, schwanger zu werden?«
- In der *zweiten Runde* (an den Mann gerichtet) könnte die Frage lauten: »Was steht dir im Weg, dich auf ein Kind einzulassen?« Oder: »Was steht dir im Weg, mir deinen Samen zu schenken?«

Der Proband schließt die Augen und horcht in sich hinein, welche Antwort spontan aufsteigt, und spricht sie aus. Anschließend fragt der Begleiter:

»Wie reagiert dein Körperfeld darauf?«

Der Proband beschreibt seine Körperempfindungen wie zum Beispiel:

- Ich habe einen Kloß im Hals.
- Ich spüre eine Anspannung in der Brust.
- Ich habe kalte Hände.
- Ich bekomme Herzklopfen.

Dann lädt der Begleiter zur Akzeptanz ein, beispielsweise:

»Kannst du akzeptieren, einen Kloß im Hals zu haben? Kannst du akzeptieren, den Gedanken zu haben, dass dir dein Freund zu alt erscheint, um noch einmal Vater zu werden?«

Die Akzeptanz ist eine wichtige Voraussetzung dafür, um später mit diesem einschränkenden Gedanken weiterarbeiten zu können.
Die Probandin sagt:

»Ja, ich bin bereit, den Gedanken zu akzeptieren, dass mein Freund zu alt ist, um noch einmal Vater zu werden.«

Dann gilt es, diesen Gedanken innerlich »abzusetzen«, um sich von seiner unbewussten Macht zu befreien. Dafür kann der Begleiter die folgende Intervention anbieten:

»Stell dir vor, dass dieser Gedanke etwas wie ein ›inneres Päckchen‹ ist, das du jetzt akzeptierst und in der Fantasie innerlich auf dem Boden absetzt.«

Die Probandin bestätigt:

»Ich akzeptiere diesen Gedanken, dass mir mein Freund zu alt erscheint, und setze ihn [den Gedanken] oder dieses Päckchen nun ab.«

Der Begleiter kann dann fragen:

»Wie fühlt sich das jetzt in deinem Körper an?«

Der Proband, in diesem Beispiel wieder die Probandin, nimmt sich einen Moment Zeit, die Empfindungen im Körper bewusst aufzuspüren, und drückt aus, was er/sie in sich entdeckt, zum Beispiel:

- Diesen Gedanken abzusetzen, erleichtert mich körperlich, und ich kann tiefer durchatmen.
- Auf einmal werden meine Hände etwas wärmer und die Aufregung etwas weniger.
- Mein Puls wird langsamer, und ich werde ruhiger.

Wenn der Proband/die Probandin am Ende dieses Prozesses alle inneren Hindernisse akzeptiert und abgesetzt hat, kann er/sie noch einmal auf alle Päckchen schauen ...
Als Begleiter kannst du fragen:

»Nachdem du alles abgesetzt hast, gibt es jetzt noch irgendetwas, was dir im Weg steht, schwanger zu werden/dich auf ein Kind einzulassen?«

Lautet die Antwort »Nein«, kannst du sagen:

»Dann spüre nun zum Abschluss noch einmal deinen Körper. Wie fühlt es sich jetzt an, alle Hindernisse abgesetzt zu haben?«

Wenn der Öffnung für ein Kind nichts mehr im Weg steht, können nun auch positive Empfindungen aufsteigen wie »Mein Herz öffnet sich, ich fühle mich bei dem Gedanken wohlig warm durchströmt« oder etwas Ähnliches.
Die letzte Intervention könnte sein:

»Sag dir tief im Inneren: ›Ich will jetzt ein Bild oder Symbol für mein Empfinden sehen.‹ … Nimm dir etwas Zeit, ein Bild aufsteigen zu lassen … Wenn du ein Bild siehst, spüre seine Ausstrahlung … Komm langsam in den Raum zurück, und male das Bild mit Wachsmalkreiden.«

Das Malen dient der tieferen Verankerung der Erfahrung. Damit ist es auch in Zukunft möglich, diese Erfahrung im Inneren wieder wachzurufen.
Schreib deine Erfahrung auf.

Das »Absetzen« der einzelnen verhindernden Glaubenssätze oder auch scheinbarer Realitäten hat den Effekt einer Disidentifikation, wie ich sie bereits im Kapitel über die Fachbegriffe der Psychosynthese beschrieben habe.

Die Disidentifikation schafft einen inneren Freiraum, der dem Wirklichen, dem, was wirkt, Platz macht, wie wir im obigen Beispiel sehen konnten.

DIE SCHWANGERSCHAFT ALS MOTIV IN TRÄUMEN

Ich habe in meinem Leben schon oft von schwangeren Frauen geträumt. Aber nur einmal ging es um meine tatsächliche Schwangerschaft, von der ich zu diesem Zeitpunkt noch nichts wusste. In allen anderen Fällen war immer eine Frau (in mir) schwanger, die mir zeigen wollte, dass etwas in meinem Inneren heranreift. Insofern stellt sich die Frage: Was will unser Unbewusstes, wenn es uns nachts Bilder von schwangeren Frauen schickt?

C. G. Jung nannte dabei eine sehr grundlegende Ursache für die Entstehung von Traumbildern. Er sagte, dass der Traum eine kompensatorische Funktion habe, um die Einseitigkeit unseres Bewusstseins auszugleichen.[63]

Vereinfacht kann man sich das so vorstellen: Im Alltag sind wir meist mit vielen Dingen beschäftigt und haben gleichzeitig bestimmte Vorstellungen und Werte, wie wir unser Leben führen wollen. Mit diesen Vorstellungen und Werten identifizieren wir uns in der Regel so stark, dass wir sie zum Maßstab erheben, an dem wir uns orientieren. Und alles, was davon abweicht, bewerten wir in gut und schlecht, angenehm und unangenehm, positiv und negativ und so weiter. Und damit spalten wir das Leben als Ganzes auf.

Das Leben »aufzuspalten«, führt also zu einer »Einseitigkeit des Bewusstseins«, weil wir uns dann mit bestimmten Inhalten identifizieren und andere ausschließen. Dadurch sind wir keine achtsamen Beobachter, die alles wahrnehmen, was ist. Vielmehr sind wir allzu oft voreingenommen für das, was wir für richtig oder angenehm halten. Dadurch filtern und beschränken wir die Wahrnehmung unserer Möglichkeiten.

Aber so, wie das Jahr verschiedene Jahreszeiten hat, gibt es Jugend und Alter, gibt es Gesundheit und Krankheit, gibt es Licht und Dunkelheit und unzählige andere Polaritäten.

Wenn wir nun unsere Träume betrachten, können wir feststellen, dass sie uns häufig das Gegenteil von dem erzählen, was wir im realen Leben erfahren oder idealisieren. Oder dass sie uns zumindest eine ergänzende Perspektive ungelebter Möglichkeiten für unser Leben »schicken«. So gleicht der Traum unsere einseitige Sicht des Daseins aus und erzählt uns damit von verborgenen Möglichkeiten, deren wir uns bisher nicht bewusst waren.

Die Verbindung von Polaritäten beziehungsweise Gegensätzen findet sich auch im chinesischen Symbol für Ganzheit Yin und Yang ☯. Es stellt zwei »Tropfen« dar, die sich zu einem Kreis ergänzen. Dieses Zeichen hat einen schwarzen Punkt im weißen »Tropfen« und einen weißen Punkt im schwarzen »Tropfen«. Dies soll verdeutlichen, dass im Keim jeweils auch das Gegenteil enthalten ist. Und dem griechischen Philosophen Heraklit (ca. 520–480 v. Chr.) zufolge soll alles fließen, wandeln und sich jenseits einer bestimmten Schwelle in sein Gegenteil verwandeln.

Nun stellt sich die Frage, was es bedeutet, wenn wir von einer schwangeren Frau träumen: Was könnte das Gegenteil sein? Oder was will mir mein Unbewusstes damit sagen?

Dazu müssen wir tiefer in den Traum eindringen. Und das geht am besten mit geschlossenen Augen, indem wir uns den Traum noch einmal ins Gedächtnis rufen und die Bilder vor unserem inneren Auge ablaufen lassen. Dabei ist es wichtig zu wissen, dass unser Erinnerungsvermögen immer begrenzt ist und wir selten alle Details genau wiedergeben können. Da hilft auch kein Perfektionsanspruch. Aber es lohnt sich, Zeit dafür einzuplanen, sich tief zu entspannen und unwillkürlich aufsteigen zu lassen, was aufsteigen will.

Übung: Sich an einen Traum erinnern

Wenn du von einer schwangeren Frau geträumt hast und ihr Bild noch einmal genau betrachtest, kannst du ihre Ausstrahlung wahrnehmen. Nimm dabei alle Details so genau wie möglich in dir auf. Je länger du dich innerlich mit dieser Schwangeren beschäftigst, umso mehr wirst du in ihre Energie eindringen. Und schließlich kannst du gern einmal das Experiment machen, dich ganz mit ihr zu identifizieren.
Dann fühle, wie es ist, ganz diese schwangere Frau aus deinem Traum zu sein:

Finde eine Körperhaltung, die jener der Schwangeren aus deinem Traum entspricht.

- Spüre deinen Bauch ...
- Stell dir vor, du könntest die Bewegungen deines Kindes im Bauch spüren.
- Wie fühlt sich das an?
- Wie berührt dich das?
- Womit kommst du dabei in Kontakt?
- Wie fühlt es sich an, schwanger zu sein?

AMPLIFIKATIONEN RUND UM DAS SYMBOL SCHWANGERSCHAFT

Die Amplifikation eines Symbols bezeichnet das Erschließen eines Assoziationsfelds rund um das Traumsymbol (lat. *amplificatio* [Erweiterung der Vorstellung]). Zum Symbol Schwangerschaft kennt der Volksmund zum Beispiel die Redewendung »mit etwas schwanger gehen«, was so viel bedeutet, wie dass wir uns mit einem Gedanken tragen, etwas zu tun, der aber noch reifen muss, bis wir zu einer Entscheidung kommen. Es ist eine Art auszudrücken, dass man noch Zeit braucht, um zu einer Entscheidung zu kommen. Innerlich braucht es dazu noch einen Reifeprozess.

An dieser Stelle kannst du dich fragen, was dir rund um das Bild der schwangeren Frau einfällt, wenn du von ihr träumst. Kennst du diese Frau? Was verbindest du mit ihr? Welche Einstellung hat sie zum Thema »Schwangerschaft«?

Die Bedeutung von Träumen kann eigentlich nur der Träumende selbst für sich herausfinden, denn dabei sind immer zwei wichtige Aspekte zu berücksichtigen:

1. Was bewegt mich gerade innerlich?
2. Was ereignet sich gerade außen in meinem Leben?

Trotzdem möchte ich hier versuchen, einige Impulse zu geben, wie wir uns der Schwangerschaft als Symbol im Traum nähern können. Denn dass das, was wir im Traum erleben, natürlich nicht einfach Realität ist, zeigt sich zum Beispiel daran, dass ich schon von Frauen gehört habe, die von einem schwangeren Mann geträumt haben. Andere Frauen haben geträumt, sie selbst hätten einen Penis. In der Welt unseres kreativen Unbewussten gibt es keine Grenzen, wohl aber in unserem Bewusstsein, wenn wir uns zu sehr mit bestimmten Inhalten identifizieren.

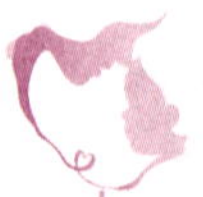

Anleitung zur Traumerschließung: Die Schwangere in uns erlebbar machen

Suche dir wieder einen Platz, an dem du ungestört bist. Im Stehen stelle dir jetzt vor, in einem Raum zu sein, in dem du die schwangere Frau vor dir siehst, genau in der Körperhaltung, die sie im Traum eingenommen hat oder die sie gerade jetzt einnimmt. Es ist ganz natürlich, dass sich die inneren Bilder auch verändern können. Gehe deshalb immer mit der fließenden Dynamik des Augenblicks. Wenn du die Figur innerlich vor dir stehen siehst, mache wie in einem Rollenspiel einen großen Schritt nach vorn, und trete in sie hinein. Identifiziere dich nun mit dieser schwangeren Frau. Werde für einen Moment ganz sie ...

- Dann fange an, dich in der Identifikation mit ihr zu bewegen ...
- Spüre, wie es sich anfühlt, diese schwangere Frau zu sein ...
- Sei ganz sie ...
- Und folge allen inneren Signalen wie zum Beispiel dem Impuls, deine Hände auf deinen kugeligen Bauch zu legen ... und die Verbindung zu deinem Kind im Bauch zu spüren ...
- Tauche mit allen Sinnen in dieses Erleben ein ...
- Und erlaube dir, es zu fühlen, jetzt in diesem Traum, einfach die Schwangere selbst zu sein ...
- Und lasse alle Gefühle, die jetzt kommen wollen, zu ...
- Vielleicht kommen dir Tränen? Dann lasse sie da sein ...
- Vielleicht fühlst du dich auch nur ganz weich, anlehnungsbedürftig oder gar schutzbedürftig ... Dann lasse auch dieses Gefühl zu ...
- Erlaube dir, diesen Traum für einen Moment so zu erleben, als wäre er ganz real ...
- Spüre in allen Fasern deines Körpers, was jetzt passiert ...
- Achte auf alle Körperreaktionen und Gefühle ...
- Wenn sich in dir zweifelnde oder skeptische Stimmen melden,

beschließe, sie für den Moment beiseitezuschieben und ihnen zu sagen, dass du dich später damit befassen wirst …

- Und halte deine Erfahrung jetzt frei davon, um in deiner Fantasie zu erleben, wie es sich anfühlt, schwanger zu sein …

Wenn du das eine Weile gespürt und erlebt hast, entscheide dich, dich wieder zu disidentifizieren, indem du ganz bewusst einen körperlichen Schritt zurück machst, aus der Identifikation mit der schwangeren Frau heraustrittst und sie dir wieder in deinem inneren Bild vorstellst. Und sieh sie nun aus der Position deines Erwachsenen-Ichs als eine Beobachterin wieder vor dir stehen.
Schaue sie an (aus deiner »Ich-Position«):

- Wie sieht sie jetzt aus, nachdem du sie einmal gespielt hast?
- Hat sie sich in deinem inneren Bild verändert?
- Und wenn ja, wie? Nimm alle Details wahr …
- Oder sieht sie genauso aus wie vorher?

Drücke doch einmal alle Gefühle aus, wie es dir tief innerlich geht.

- Was willst du jetzt?
- Was brauchst du wirklich?

Führe in deinem Inneren dann einen Dialog mit der Schwangeren mit folgenden Fragen:

- Wie kannst du mein Leben bereichern, wenn du das bekommst, was du wirklich brauchst?
- Und wie kannst du mein Leben vielleicht auch einschränken?
- Und zum Schluss frage sie, was sie jetzt von dir braucht.

Am Ende des Prozesses schreibe alles Erlebte auf.

WEGWEISER AUS DER NACHT

Da es in der Tiefenpsychologie darum geht, die Inhalte eines Traums als verschlüsselte Botschaften unseres Unbewussten zu verstehen, sehen wir alles, was in uns aufsteigt, als Spiegelung unbewusster Facetten von uns selbst. Es sind innere Bilder, die sich aus alltäglichen Begebenheiten speisen, aber auch kreative, spontane innere Bilder aus der Tiefe unserer Seele.

Beispiel einer »metaphorischen« Schwangerschaft

So träumte eine Klientin, Anfang fünfzig, dass eine bekannte Frau des öffentlichen Lebens, Mitte 40, die sich öffentlich zu ihrer Homosexualität bekannte, schwanger sei. Mit ihrem dicken, runden Bauch hantierte sie mit brennenden Wunderkerzen in einem Hotelzimmer, dessen Tür offen stand und an dem die Träumerin vorbeiging.

Was wollte dieser Traum meiner Klientin sagen? Sie selbst befand sich in einer Phase des Aufbruchs. Sie hatte sich nach 25 Jahren Ehe von ihrem Mann getrennt und sich beruflich selbstständig gemacht. Meine Klientin war in dieser Phase sehr fasziniert vom großen Erfolg dieser Frau.

Mit dem Hotelzimmer verband sie ihren eigenen Aufbruch. Und die Wunderkerzen brachten sie in Kontakt mit ihrem eigenen Funkeln, das sie in ihrer Ehe nicht ausleben konnte.

In der Identifikation mit der schwangeren Frau im Traum erkannte sie für sich den »Auftrag«, aus dem Schattendasein an der Seite ihres Mannes herauszutreten und mit ihrem kreativen Potenzial immer mehr das Licht der Öffentlichkeit zu suchen.

Der Traum zeigt, womit die Träumerin innerlich »schwanger ging«, nämlich mit dem Wunsch nach eigener Entfaltung. Mit einer realen Schwangerschaft hatte dies jedoch nichts zu tun.

VOM TIEFEREN SINN IM UNERFÜLLTEN KINDERWUNSCH

»Stell dir selbst nur eine einzige Frage:
Hat dieser Weg ein Herz?«[64]

Carlos Castañeda

ZWEIERLEI LEID UND ZWEIERLEI GLÜCK

Karlfried Graf Dürckheim schrieb, die Erkenntnis der Bedeutung des inneren Leidens könne »wirken wie ein Blitz, der die im Dunkeln liegende, eigentliche Lebenslandschaft des Menschen in einer Weise erhellt, die zu einer totalen Umstellung des Lebens auffordert«. Bisher habe der Mensch nur gesehen, wie sehr er unter der Welt leide, doch »im Leiden an seinem Nicht-eins-Sein mit seinem Wesen kann es ihm nun mit einem Male dämmern, daß die Wurzel dieses Leidens die Verdrängung seines göttlichen Kernes ist«.[65]

Dürckheim unterschied zwei Arten von Leid und Glück des Menschen in diesem Leben. Auf der einen Seite stehe das Leiden an den Bedrohungen, Ungerechtigkeiten und Grausamkeiten dieser Welt und das Leiden daran, alldem nicht gewachsen zu sein. Auf der anderen Seite stehe das Glück, Geborgenheit, Sinn und Liebe in dieser Welt zu erfahren.

Ein anderes Glück und Leiden des Menschen leitet er aus dem »Eins-Sein« oder »Nicht-eins-Sein« des Menschen mit seinem Wesen ab. Hier geht es um einen inneren, von der äußeren Welt unabhängigen Erfahrungsraum.

Dieses Glück besteht im »Eins-Sein« mit dem Wesen und ist unabhängig von Gefährdung, Sinnwidrigkeit und Einsamkeit in der Welt. Es ist gekennzeichnet durch eine »geheimnisvolle Präsenz, die das Leiden unter der Welt verwandelt und aufhebt«.[66] Das Leiden hingegen besteht im Getrenntsein vom eigenen Wesen.

Bezogen auf das Gelingen oder Scheitern des Kinderwunschs, scheint ein Leben im Einklang mit dem eigenen Wesen – oder anders formuliert, das Leben der eigenen Identität – die Fruchtbarkeit zu fördern: Eine bereits zitierte Seminarteilnehmerin mit unerfülltem Kinderwunsch erfuhr diese Einheit in der Beziehung zu ihrem Inneren Kind so stark, dass sie sagte: »Ich habe mich noch nie zuvor so im Einklang mit mir gefühlt wie nach der Geburt meines Inneren Kindes.«

Der Umstand, dass sie wenige Tage später schwanger wurde, unterstreicht einmal mehr die Macht der Imagination, die von den Neurowissenschaften immer wieder in ihrer Wirksamkeit bestätigt wird, vor allem wenn sie an starke Gefühle gebunden ist. Dann folgt die Physiologie der Seele.

DAS SCHICKSAL DER VERHINDERUNG ALS CHANCE

Wenn du also in deinem Leben an einem Punkt tiefer Verzweiflung stehst, weil dein sehnlichster Kinderwunsch seit Langem nicht in Erfüllung gehen will, obwohl du alles getan hast, was dir zur Verfügung stand, dann lade ich dich nun ein, die folgende Übung zu machen. Sie geht weit über deinen Kinderwunsch hinaus und soll dir helfen herauszufinden, was deine wahre Bestimmung und dein tiefster Sinn im Leben ist.

Anleitung zur Klärung der eigenen Bestimmung

Lies dir zunächst den folgenden Text zum Dharma durch. Dabei geht es nicht darum, alles sofort zu verstehen. Lass es einfach erst mal auf dich einwirken. Anschließend kannst du einmal für dich allein die Fragen durchlesen und dir die Antworten aufschreiben.
Alternativ könnt ihr als Paar auch miteinander einen sehr tiefen Prozess durchleben, indem ihr euch jeweils als Partner nacheinander mit der Anleitung dazu begleitet. Wenn wir einen solchen Zyklus im Liegen üben, öffnen wir das Tor zu unserem Unbewussten noch weiter, als wenn wir dabei säßen. Auf jeden Fall solltet ihr euch auch hierfür wieder viel Zeit nehmen, um in Ruhe alle Antworten aufsteigen zu lassen. Ich wünsche euch oder dir von Herzen dabei ein tiefes Erwachen.

Die Dharma-Checkliste – Klärung des Wegs[67]

Der Begriff »Dharma« meint in seiner ursprünglichen Bedeutung im Sanskrit »tragen, halten«. In diesem Sinne verstanden, geht es um das, was eigentlich tragend ist und den inneren Halt des Menschen wie allen Daseins bildet: die verborgene Ordnung des Lebens, das Höhere Selbst in jedem Menschen! »Dharma« ist also ein umfassender Begriff für das, was unser wahres Wesen ausmacht, und zwar sowohl bezogen auf die individuelle Identität als auch die Einbindung und Bestimmung im »großen Ganzen« der Welt beziehungsweise der Entwicklungsgeschichte.

In der indischen Geisteswelt wird »Dharma« oft auch mit Rechtschaffenheit gleichgesetzt. Dabei meint man aber weniger das bürgerliche Gesetz oder die Moral, sondern vielmehr die gesetzliche Ordnung des Universums, »den Geist Brahmans« (des ewigen, unvergänglichen Absoluten), der nur in der Innenschau der eigenen Seele erkannt werden kann, sich aber dann in der Qualität unseres Handelns zeigt.

Die traditionelle asiatische Philosophie glaubt, dass der Mensch durch die Verwirklichung des Dharmas innere Freiheit, Sinn und Erfüllung erfährt: Alle Handlungen sind nun von Energie und Stimmigkeit getragen. Er hat seinen Sinn gefunden.

In der Sprache der Psychosynthese heißt das: Wenn das Ich-Bewusstsein den Wegweisungen des Selbst zu folgen vermag, ist das Energiezentrum der Seele ganz geöffnet, und das Leben kann sich verwirklichen.

Die folgenden Fragen (Checkliste) sollen die persönliche Auseinandersetzung mit der eigenen Lebensbestimmung anregen. Es geht darum zu sehen, inwieweit unsere verschiedenen Handlungen und Aufgaben (zum Beispiel der Beruf und auch unsere Beziehungen) von unserer Wesenstiefe, dem Selbst getragen werden. Oder wo die Spur der weiteren Entwicklung liegt und welche Konflikte aufgegriffen werden müssen:

- Macht dir deine Haupttätigkeit im Leben Freude? In welchen Momenten tritt Freude am deutlichsten in deinem Leben hervor?
- Gewinnst du Kraft und Inspiration bei dem, was du tust, oder wirst du sehr schnell müde?
- Gewinnst du mühelos Anerkennung, oder musst du dich sehr darum bemühen beziehungsweise buhlen?

- Gehst du der Tätigkeit mit Hingabe und Liebe zum Detail nach?
- Verspürst du so etwas wie »Sinn« und eine tiefere Befriedigung? Wann macht sich dies besonders bemerkbar?
- Erlebst du in der Gestaltung der Tätigkeit oft Unterstützung durch sinnvolle »Zufälle« und glückliche Fügungen (Synchronizitäten)? Wenn ja, in welchen Momenten?
- Hast du (manchmal) das Gefühl, »Werkzeug« (einer »höheren Instanz«) zu sein ...?
- Bei welchen Tätigkeiten und Situationen fließt die meiste Energie (Freude, Lust, Engagement)?
- Welche Wünsche, Fantasien und Interessen durchströmen dich wie ein »Ruf«?
- Welche alten Ordnungen und Vorstellungen kannst du »loslassen«, um deine Lebensenergie für fruchtbare Weiterentwicklungen zu befreien?

Klärungsarbeit mit der Dharma-Checkliste

Im Folgenden findet ihr die Anleitung für ein Partner-Setting, also eine Arbeit zu zweit. Einer von euch beiden sitzt und begleitet den anderen Partner, der liegt. Die sehr tief führende Übung kann man auch als eine freie Assoziation über den Sinn des Lebens auffassen. Es geht dabei um die Klärung, wo unsere Lebenswege tief von innen getragen sind.

Erste Phase: Bilder aus der Welt der Tätigkeit aufkommen lassen (circa 20 Minuten)

- Einleitende Entspannung mit geschlossenen Augen: Der liegende Partner entspannt sich (Arme und Beine gelöst), indem er die Aufmerksamkeit auf den Atemrhythmus lenkt, bis der Atem gleichmäßig fließt. Hab dabei die Einstellung: »Es atmet in mir ...« Dann löse dich vom Atem.

- Der Begleiter lädt seinen Partner ein, innerlich Bilder von seiner Aktivität aufsteigen zu lassen (das muss nicht nur der Beruf sein): »Sag dir tief innen drin: ›Ich möchte Bilder von meiner Tätigkeit (Aktivität, Beruf et cetera) sehen ...‹« Der Begleiter unterstützt seinen Partner darin, möglichst erlebnisnah durch Erinnerungsbilder aus der Arbeitswelt und anderen Aktivitäten zu wandern, und hält den Strom des Erlebens gut im Fluss. Eventuell wiederholt er die Eingangsintervention ab und zu: »Schau mal, welche weiteren Bilder deiner Tätigkeit kommen wollen ...«

Zweite Phase: Die Fragen der Dharma-Checkliste durcharbeiten (30 bis 45 Minuten)

- Kurze Überleitung: »Ich werde jetzt einige Fragen - die Dharma-Checkliste - zu deiner Tätigkeit mit dir durchgehen. Du brauchst dabei nicht nachzudenken, sondern vertrau dich dem Strom deiner inneren Bilder und Gedanken an, die von tief innen als Antwort kommen wollen ...« Der Begleiter achtet darauf, dass der Partner in dieser Phase *nicht zu sehr intellektuell anspringt,* sondern die Antworten eher assoziativ und bildhaft (»rechtshirnig«) in sich aufsteigen lässt.
- Jetzt geht der Begleiter nach und nach die Fragen der Checkliste durch und dokumentiert schriftlich, was in seinem Partner an Erfahrungen, Erinnerungen, Assoziationen und Antworten aufsteigt:

  1. Erlaube dir, auch alle Konfliktfelder aufsteigen zu lassen ... Und achte darauf, mit welchen Gefühlen du dabei in Kontakt kommst ...
  2. Achte ganz besonders darauf, wann du etwas als stimmig erlebst ...
  3. Und wann dir etwas innerlich widerstrebt, was in dir aufsteigt ...
  4. Und beobachte auch, wie dein Körper auf die verschiedenen Lebensbereiche und Aktivitäten reagiert ...

Dritte Phase: Zusammenfassung (10 bis 15 Minuten)

- In der dritten Phase könnt ihr euch beide zusammensetzen und das, was der Partner dokumentiert hat, gemeinsam in einem »sinnesbewussten« Dialog achtsam reflektieren:

  1. Was ist dir während der Sitzung deutlich geworden?
  2. Was klingt jetzt besonders nach? Was berührt dich am meisten?
  3. Wie geht es dir jetzt? Musst du noch etwas zum Ausdruck bringen, oder kannst du das nun so abschließen?

Am Ende kann sich derjenige, der den Prozess im Liegen gemacht hat, noch eigene Notizen zu dem machen, was jetzt nachklingt.
Wichtig ist, diesen Prozess einfach nachklingen zu lassen und hinterher nichts zu »zerreden«.

DAS WUNSCHKIND ALS ERSATZ FÜR ANDERE LEBENSZIELE

»Zur spirituellen Praxis gehört nicht nur herauszufinden, wer man ist, sondern dass man auch auf die Ebene gelangt, wo man erkennt, was man in der Welt zu tun hat.«

Gerald May

DIE PROJIZIERTE ERLÖSUNG

Wenn das Leben in den Fruchtbarkeitsjahren einer Frau in eine Stagnation gerät, kommt leicht der Wunsch nach einem Kind auf. Sie projiziert auf das Kind die Erlösung aus dem Stillstand und den Wunsch nach Veränderung. Die Psychologin Dr. Bärbel Wardetzki spricht in diesem Zusammenhang von »narzisstischer Ausbeutung« und »narzisstischer Erweiterung«.[68] Das Kind wird funktionalisiert.

Es soll die Mutter aus ihrer eigenen unbewussten Entwicklungslähmung befreien, weil sie das aus sich selbst heraus nicht schafft. Sie weiß nicht, was sie eigentlich tun müsste, um wieder mehr innere Lebendigkeit zu erfahren. Sie verlagert die Notwendigkeit, sich mit sich auseinanderzusetzen und sich zu fragen, was sie wirklich bräuchte, um wieder ein erfülltes Lebensgefühl zu bekommen, auf ein Kind.

Es geht ihr dabei nicht in erster Linie um das Kind selbst. Sondern das Kind bekommt die Aufgabe, die Mutter glücklich zu machen und ihrem Leben einen neuen Sinn zu geben (siehe auch die Fragen zur »Dharma-Checkliste« im vorangegangenen Kapitel). Daher wird es ihr schwerfallen, das Kind als ein eigenständiges Wesen mit eigenem Schicksal und eigenen Potenzialen zu sehen.

Wenn sich dieser Wunsch nach Befreiung nicht erfüllt, weil die Frau nicht schwanger wird, beginnt sie häufig, sich selbst abzuwerten, entwickelt manchmal schwierige Gefühle wie Wut und Neid auf schwangere Frauen und Mütter, oder gerät in eine depressive Stimmung.

Umso wichtiger ist die Hinwendung zu sich selbst. Es gilt herauszufinden, welche Umstände und Ereignisse zu dieser Stagnation geführt haben. Wenn dies gelingt und die Frau aus sich heraus eine neue Erfüllung im Leben entdeckt, die über ein Kind hinausgeht, spiegelt sich dies oft auch in einer neuen körperlichen Fruchtbarkeit wider. Um diesen Weg zu gehen, kann es hilfreich sein, die verschiedenen Lebensbereiche zu erforschen. Eine Innenschau sollte sich um folgende Fragen drehen:

- Wie geht es mir mit meiner beruflichen Situation?
- Wie fühle ich mich in meiner Partnerschaft?
- Wie geht es mir mit meinem sozialen Netzwerk?

Auch C. G. Jung wusste, dass das Bewusstwerden der eigenen inneren Situation eine wichtige Voraussetzung dafür ist, dass sie nicht zum äußeren Schicksal wird. Das gilt also auch für den unerfüllten Kinderwunsch. Wir müssen uns unsere Situation so weit erschließen, dass wir die Zusammenhänge zwischen den verborgenen Bedürfnissen unserer Seele und unserem Bewusstsein immer besser verstehen.

Ein Kind zu bekommen, ist eine große Verantwortung. Inzwischen wissen wir auch aus der transgenerationalen Arbeit mit ganzen Familiensystemen, wie sehr ungelöste Konflikte in der Entwicklung des Einzelnen über die Epigenetik von Generation zu Generation weitergegeben und aufrechterhalten werden. In diesem Bewusstsein ist es umso wichtiger, die Belastungen aus der eigenen Kindheit aufzuarbeiten, um sie nicht unbewusst und unerlöst an die nächste Generation weiterzugeben.

Deshalb lohnt es sich, die Zeit bis zu einer möglichen Schwangerschaft als eine Zeit der Auseinandersetzung mit der eigenen Lebensgeschichte zu nutzen. Denn je bewusster wir mit uns selbst umgehen, umso besser können wir später auch ein Kind auf seinem Weg in ein erfülltes Leben begleiten. Es ist also keine verlorene Zeit, wie es auf den ersten Blick scheinen mag. Es ist eine Zeit, die wir für unseren eigenen Reifeprozess fruchtbar machen können – ob wir nun ein Kind bekommen oder auch nicht.

DER UNERFÜLLTE WUNSCH NACH EINEM WEITEREN KIND

Wann immer ein weiterer Kinderwunsch einer Frau sich nicht erfüllt und nicht zur Ruhe kommt, könnte es sich um eine ähnliche Projektion handeln. Auch hier lohnt es sich, in die eigene Tiefe zu schauen, welches wirkliche Bedürfnis oder welche Verhinderung sich dahinter verbergen könnte. Denn mit jedem weiteren Kind sinkt auch unser Potenzial, jedem einzelnen genügend Aufmerksamkeit zu widmen, wenn wir nicht genügend Helfer haben.

Dazu das Beispiel meiner Klientin Sabine:

Beispiel für den Wunsch nach eigener Entfaltung

Mit Mitte 40 kam Sabine zu mir in die Therapie. Zunächst hatte sie einige Einzelsitzungen wegen einer beruflichen Krise gebucht. Als diese überwunden war, trat sie ein halbes Jahr später wieder an mich heran mit dem Wunsch, ein fünftes Kind zu bekommen.

Allerdings ahnte sie selbst schon, dass sich hinter dem erneuten Kinderwunsch etwas anderes verbergen könnte. Schließlich wusste sie, wie viel Arbeit sie mit ihren vier Kindern bereits hatte.

Als ich sie bat, die Augen zu schließen, um einen Moment lang in sich hineinzuhorchen, lud ich sie ein, einmal mit ihrem eigenen Inneren Kind in Kontakt zu treten, um zu schauen, wie es dem eigentlich ging. Da sie schon einige Seminare bei mir besucht hatte und mit der Inneren-Kind-Arbeit gut vertraut war, lachte sie plötzlich laut auf. Ihr Inneres Kind zeigte ihr einen Vogel und war ziemlich sauer auf sie. Denn meine Klientin musste sich eingestehen, dass sie als Mutter von vier Kindern tatsächlich stark dazu neigte, ihre eigenen Bedürfnisse hintanzustellen.

Auf die Frage, was sich ihr Inneres Kind denn von ihr wünsche, antwortete es: »Zeit und Aufmerksamkeit.« Meine Klientin wurde still und nachdenklich. Während sie noch eine Weile mit geschlossenen Augen vor mir saß, sah ich leise Tränen über ihr Gesicht laufen.

Sie erkannte, wie sehr sie sich selbst vernachlässigt hatte, ohne es zu merken. Jeden Tag bemühte sie sich, allen Kindern und deren Interessen gerecht zu werden, half ihnen bei den Hausaufgaben, fuhr sie zu ihren Freizeitaktivitäten und kochte sehr gesund und aufwendig. Für sie selbst blieb kaum Zeit übrig. Und abends um neun schlief sie meist vorm Fernseher ein.

Dann fragte ich sie, wovon sie in ihrem Leben träume, wenn sie nur an sich denke. Daraufhin erzählte sie mir, dass sie meine Arbeit sehr fasziniere und auch gern Menschen bei der Bewältigung ihrer Probleme helfen würde.
Ein erneuter Blick auf ihr Inneres Kind zeigte ein Strahlen in seinem Gesicht. In diesem Moment wurde ihr klar, dass es ihr bei ihrem erneuten Kinderwunsch nicht um ein fünftes Kind ging, sondern darum, beruflich etwas Eigenes zu machen – was sich in der Freude ihres Inneren Kindes widerspiegelte.
Einige Zeit später schrieb sie mir eine E-Mail, in der sie mir mitteilte, dass sie sich für eine Weiterbildung zur psychologischen Beraterin angemeldet habe.

FÜR MÄNNER: »HILFE! MEINE PARTNERIN WILL (K)EIN KIND VON MIR!«

WENN MÄNNER KEINE EIGENEN KINDER HABEN (WOLLEN)

Es ist natürlich nicht so, dass Männer grundsätzlich keine eigenen Kinder haben möchten. Viele sehnen sich danach und würden gern eine Familie gründen. Einige Männer jedoch wollen keine eigenen Kinder, was verschiedene Ursachen hat, seien es persönliche Präferenzen seine Zeit mit anderem zu verbringen, finanzielle Gründe, die Karriere oder auch schwierige Erfahrungen in der eigenen Kindheit, die die Verantwortung für ein Kind beunruhigend erscheinen lassen.

Dies sind nur einige mögliche Gründe, und die Entscheidung, keine Kinder haben zu wollen, ist von Mann zu Mann unterschiedlich. Im folgenden Beispiel sind es jedoch die belastenden Erfahrungen in der eigenen Kindheit.

Beispiel: Das Kind als Rivale des eigenen Inneren Kindes

Ein Klient Anfang 50 kommt zu mir in die Therapie, weil er unter der Trennung von seiner letzten Freundin leidet. Sie habe ihn verlassen, weil er kein Kind mit ihr haben wolle. Zum ersten Mal in seinem Leben sei die Liebe zu einer Frau mit erfüllender Sexualität verbunden gewesen. Die Liebe zwischen den beiden sei so groß gewesen, dass sie sich schließlich ein Kind von ihm gewünscht habe. Drei Jahre lang hätten sie täglich Sex gehabt, solange sie noch nicht zusammengelebt hätten.

Während er über die schmerzliche Trennung spricht, erinnert er sich plötzlich an die Lieblosigkeit und die Kälte seiner Kindheit. Körperkontakt habe es nicht gegeben. Seine Mutter habe ihn - zu DDR-Zeiten - von klein auf immer montags in der Krippe abgegeben und erst freitags wieder nach Hause geholt. In den Ferien musste er wochenlang zur Tante. Zum Leidwesen seiner Mutter nannte er - bedingt durch die ständig wechselnden Bezugspersonen - seine Erzieherinnen und seine Tante nach einiger Zeit immer »Mama«.

Als er in einem Seminar bei mir die Gelegenheit bekommt, sich in einem Rollenspiel von seiner imaginierten »idealen Mutter« etwas zu wünschen, was er im wirklichen Leben nie erfahren hatte, ist er zunächst sehr unsicher. Aber er spürt ein großes Bedürfnis nach Nähe. Und er bittet seine Übungspartnerin, die in diesem Moment die Rolle seiner »idealen Mutter« einnimmt, sich mit ihm auf dem Boden auf ihrem Schoß kuscheln zu dürfen. Zunächst steht er dieser Übung sehr skeptisch gegenüber. Aber die Chemie zwischen den beiden stimmt, und er lässt sich auf das Geschehen ein.

Plötzlich sehe ich, wie er sich immer mehr einrollt und zum ersten Mal sehr authentisch über die Nöte seiner Kindheit zu weinen beginnt. Am Ende der Übung ist er erschüttert, wie tief dieser Schmerz sitzt.

Und er entdeckt in dieser Not seines Inneren Kindes seinen Widerstand gegen ein Kind mit seiner Freundin. In Wirklichkeit fürchtet sein Inneres Kind, dass ihm die Liebe entzogen würde, wenn seine Freundin ein Kind von ihm bekäme. Sein Inneres Kind konkurriert hier mit dem Kinderwunsch seiner Freundin. Dieser Zusammenhang zeigt einmal mehr, wie stark die unbewusste Identifikation mit dem eigenen Inneren Kind eine steuernde Macht in der Partnerschaft übernehmen kann, was in diesem Fall zum Scheitern der Beziehung führte.

Am Ende erkennt mein Seminarteilnehmer, dass er während der Beziehung seine großen Verlustängste verdrängt hatte. Durch die intensive Sexualität mit seiner Freundin, die natürlich auch den Kinderwunsch in ihr weckte, fühlte er sich sicher gebunden.
Doch das fehlende Bewusstsein übernimmt schließlich die Steuerung, und er fühlt sich von seiner Freundin ähnlich verlassen wie in der Kindheit von seiner Mutter.
Seine Freundin wiederum fühlt sich von ihm völlig abgewiesen dadurch, dass er ihr trotz der großen Liebe zwischen den beiden kein Kind schenken will. Deshalb hat sie sich dann nach einigen Jahren wieder von ihm getrennt.

WER BIN ICH ALS MANN? ODER WILL ICH NUR KEIN KIND?

Ich erinnere mich an eine Klientin, die mir in einem Seminar beiläufig erzählte, ihre Tochter sei so traurig, dass sie mit ihrem Mann, mit dem sie seit zwei Jahren glücklich verheiratet sei, keine Kinder bekommen könne. Die Tochter habe sich medizinisch komplett durchchecken lassen und sei gesund. Aber bei ihrem Mann wurde ein schlechtes Spermiogramm festgestellt.

Da ich keine Ärztin bin, das Leben vor allem aus psychologischer Sicht betrachte und in 30 Jahren Psychotherapie so viele absolut unwahrscheinliche Phänomene erlebt habe, erzählte ich ihr ganz gelassen von meinen Erfahrungen mit den beiden Frauen, die unmittelbar nach der Teilnahme an meinem Inneren-Kind-Seminar schwanger geworden waren. Sie nahm es zur Kenntnis und war erstaunt. Danach haben wir das Thema vernachlässigt.

Drei Monate später erzählte sie mir, dass sie diese Geschichten ihrem Schwiegersohn und ihrer Tochter erzählt habe. Danach sei sie noch im selben Zyklus schwanger geworden.

An dieser Stelle möchte ich noch einmal an Dr. Joe Dispenza erinnern, der sagt, dass die immer gleichen Gedanken die immer gleichen Gefühle erzeugen. Und damit produzieren wir die immer gleiche Körperchemie.

Bei der Tochter meiner Seminarteilnehmerin hatte die Diagnose des Arztes, dass das Problem am schlechten Spermiogramm ihres Mannes liege und die beiden deshalb keine Kinder bekommen könnten, bei beiden eine regelrechte »Problemtrance« ausgelöst. Meine fröhlich erzählte Geschichte von zwei Frauen, die durch die innige Beziehung zu ihrem Inneren Kind sofort nach dem Seminar schwanger geworden waren, hatte offensichtlich wider alle ärztlichen Prognosen neue Hoffnung ausgelöst.

Wenn wir der neurobiologischen Forschung folgen, nach der das Gehirn nicht zwischen unseren Gedanken, Fantasien oder Imaginationen und der Realität unterscheiden kann, dann scheint eine hoffnungsvolle Geschichte auch eine andere Körperchemie zu erzeugen, die offensichtlich in der Lage ist, medizinische Prognosen zu unterwandern, vor allem und nur dann, wenn die Geschichte auch mit positiven Gefühlen aufgeladen ist.

Gerald Hüther betont in seinen Vorträgen, die auf YouTube zu sehen sind, immer wieder, dass sich im Gehirn jedes Mal dann neue neuronale Netze bilden, wenn das Lernen neuer Erfahrungen mit positiven Gefühlen verbunden ist.

»SIE« WILL KEIN KIND VON »IHM«

Es ist mir in der Therapie noch nicht so oft begegnet, aber es kommt immer häufiger vor, dass Männer sich ein Kind wünschen, die Frau aber nicht.

Dazu erzähle ich gleich gern ein spannendes Beispiel, das wir mit meiner Übung zur Polarität von Kinderwunsch-Teilpersönlichkeit und Innerem Verhinderer in Verbindung bringen können. Denn auch hier gilt die These wie bei Frauen: Wenn Männer ihre eigenen inneren Zweifel und Bedenken abspalten und sich einseitig mit dem Kinderwunsch identifizieren, dann besteht genauso die Gefahr, dass sie ihre eigenen unbewussten Verhinderungen auf ihre Partnerinnen projizieren wie umgekehrt.

Beispiel für den unerfüllten Kinderwunsch eines Mannes

Ein Mann kam zur Therapie, der seit 15 Jahren mit seiner Frau zusammen war. Sie hatten sich mit Anfang 20 kennengelernt und viel Schönes miteinander erlebt: sich eine gemeinsame Existenz aufgebaut, ein eigenes Haus gekauft, viele Reisen unternommen. Und sie sind sogar einen gemeinsamen spirituellen Weg gegangen.

Nun kam die Zeit, in der immer mehr Freunde in ihrem Umfeld Kinder bekamen, und auch sie begannen, sich mit dem Thema zu beschäftigen. Aber die Frau meines Klienten hatte eine sehr belastete Kindheit mit einer schwierigen Beziehung zu ihrer Mutter. Aufgrund eines großen Mangels an Liebe fiel es ihr sehr schwer, sich selbst so anzunehmen, wie sie war. Der Kontakt zu ihrem Inneren Kind war lange Zeit nicht möglich, oder sie weigerte sich, sich auf ihr Inneres Kind einzulassen.

Als dies schließlich klappte, war sie sehr glücklich darüber. Sie wurde immer lebendiger und spürte, dass sie sich von nun an vor allem ihrem Inneren Kind widmen und sich nicht auf ein äußeres fixieren wollte.

Bis dahin hatte sich ihr Mann in gewisser Weise sehr liebevoll um ihr Inneres Kind »gekümmert«, indem er immer sehr bemüht war, alle ihre Wünsche zu erfüllen, und sie auch sehr verständnisvoll bei der Bewältigung ihrer Lebenskonflikte unterstützt. Wegen seines immer stärker werdenden Kinderwunschs geriet die Beziehung jedoch zunehmend unter Spannung, da sie sich zunehmend unter Druck gesetzt fühlte, weil sich alles nur noch um dieses Thema drehte. Die unlösbare Spannung führte schließlich zur Trennung seitens des Mannes. Das tat meiner Klientin so weh, dass wir in den Therapiestunden viel Zeit damit verbrachten, die Wunden ihres eigenen Inneren Kindes zu heilen.

Ihr Mann lernte bald eine neue Partnerin kennen, mit der er zunächst sehr glücklich war, weil sie ihm mehr Leichtigkeit gab. Es dauerte jedoch nicht lange, bis er auch in der neuen Beziehung seinen Kinderwunsch thematisierte. Aber auch die neue Partnerin wollte auf keinen Fall ein Kind.

Er musste lernen, diesen Kinderwunsch als Sehnsucht seines Inneren Kindes nach mehr Liebe und Zuwendung zu erkennen. Denn in dem Maße, in dem wir uns in den Therapiestunden diesem Kind zuwandten, entspannte sich sein Wunsch nach einem äußeren Kind.

Auch für Männer mit unerfülltem Kinderwunsch ist es genauso sinnvoll, durch Übungen die Hintergründe dieses Wunschs zu ergründen. Sie dienen unter anderem der Selbstreflexion, um Klarheit über die eigenen Prioritäten und Bedürfnisse zu gewinnen. Dann können Männer auch besser mit ihrer Partnerin kommunizieren und ihre Vorstellungen und Erwartungen teilen, was zu einer besseren Entscheidung führen und im günstigen Fall die Beziehung stärken kann.

Übung für Männer mit unerfülltem Kinderwunsch

Wenn du dir als Mann ein Kind wünschst und dies bei deiner Partnerin auf Ablehnung stößt, kannst du dir einmal folgende Fragen stellen:

- Was sind meine Motive, ein Kind mit meiner Partnerin haben zu wollen?
- Welchen unbewussten eigenen Anteil von mir spiegelt meine Partnerin wider, die kein Kind haben will?
- Wie gehe ich mit meinem Kinderwunsch um?
- Wie verändert mein Kinderwunsch unsere Partnerschaft?
- Was steht mir im Weg, das Nein meiner Partnerin zu akzeptieren?
- Was bräuchte meine Partnerin von mir, um sich möglicherweise doch irgendwann meinem Wunsch zu öffnen?
- Wie habe ich meine Kindheit erlebt?
- Welches Vaterbild hat mir mein Vater vermittelt?
- Welches Mutterbild hat mir meine Mutter vermittelt, das ich heute unter Umständen auf meine Partnerin projiziere?
- Wie ist meine Beziehung zu meinem eigenen Inneren Kind?

DIE ENTWICKLUNG EINER ZUKUNFTSVISION EIGENER ELTERNSCHAFT

Um eine Vorstellung davon zu bekommen, wie ein Leben mit Kindern für dich oder euch aussehen könnte, schlage ich dir im letzten Kapitel dieses Buches eine dreiteilige Übung vor. Zunächst aber soll das folgende Beispiel noch einmal verdeutlichen, wie sehr die eigene (zukünftige) Elternschaft immer auch von den Erfahrungen mit den eigenen Eltern geprägt ist.

Beispiel für Unklarheit in Bezug auf die Elternschaft

Während eines Seminars träumt eine 32-jährige Teilnehmerin von der Geburt ihres Wunschkindes, nachdem sie mir am Abend zuvor erzählt hat, wie glücklich sie mit ihrem Mann seit der Hochzeit vor einigen Monaten ist. Sie erlebt die Geburt leibhaftig, atmet und presst, als ob es real wäre. Am Ende wacht sie überglücklich auf.

Der Hintergrund ihrer aktuellen Lebenssituation: Sie hat vor sechs Wochen erst ihren alten Job gekündigt, dann geheiratet und wünscht

sich nun mit ihrem Mann ein Kind. Sie sind seit fünf Jahren zusammen, haben ein Haus gekauft und sich vor Kurzem einen Hundewelpen angeschafft. Mit ihm »üben« sie das Elternsein. Dabei stellen sie fest, dass es nicht immer einfach ist, die eigenen Erziehungsvorstellungen mit denen des Partners in Einklang zu bringen, auch wenn sie sich im Grunde einig sind.
Sie erzählt auch, dass sie gerade eine neue Stelle angenommen hat, die bessere Rahmenbedingungen für ihre Mutterschaft bietet.

Ein Blick auf ihr Inneres Kind lässt sie tief seufzen. Und das sagt zu ihr: »Oje!« Dann wird ihr bewusst, wie sehr sie unter Leistungsdruck steht: »Besser, schneller, höher und mehr Geld« sind die Motive. Sie sagt: »Meine Eltern haben mir immer das Gefühl gegeben: ›Ich kann das! Ich schaffe das!‹ Aber jetzt habe ich das Gefühl, dass ich es mit einem Kind nicht schaffe.«
Dieser innere Widerstand manifestiert sich in einer Gestalt, die wie eine Mischung aus einer Hexe und ihrem Innerem Kind aussieht und sagt: »Du kannst das nicht. Du schaffst das nicht!«
Sie kommentiert: »Ich weiß nicht mehr, wer ich bin, wenn ich Mutter bin. Ich habe Angst davor.«
Ihr Mann, erzählt sie weiter, freue sich auf Kinder. Aber er hat auch Angst, dass sich die Beziehung dadurch verschlechtern könnte.
Ihr Vater ist der Meinung, dass sie jetzt erst einmal in ihrem neuen Job arbeiten sollte.
Ihre Mutter plädiert dafür, noch zwei Jahre mit dem Kinderkriegen zu warten, bis sie in ihren Ruhestand ginge, um sich von Anfang an um das Enkelkind kümmern zu können.

Ein Jahr später ruft mich meine Klientin an und erzählt mir, dass sie immer noch nicht schwanger sei. Ich schlage ihr vor, den Übungszyklus mit dem Märchen »Die drei Federn« zu machen (siehe das Kapitel »Der Prozess des Wegs in dein Königreich der Elternschaft«).

Ihre innere Weisheit rät ihr zu einer Auszeit. Sie beschließt, ein sechsmonatiges Sabbatical zu nehmen und sich ihrem lang gehegten Wunsch zu widmen, ein Jugendbuch zu schreiben.

Was wird hier deutlich? Meine Klientin hat einerseits einen starken Kinderwunsch, andererseits hat sie Ansprüche, denen sie nicht gerecht werden kann. Sie fühlt sich auch – wie immer – zwischen ihren Eltern hin- und hergerissen: ein Vater, der meint, dass sie nach der Hochzeit und dem Hauskauf jetzt erst einmal arbeiten müsse, und eine Mutter, die sehr daran interessiert ist, Großmutter zu werden, aber gern hätte, dass meine Klientin noch zwei Jahre warten würde, um Zeit für das Enkelkind zu haben.

Die Macht der Eltern, die hier ganz offensichtlich von außen kommt, tragen wir wie gesagt auch immer in uns, meist ohne es überhaupt zu merken. Deshalb biete ich dir im Folgenden einen Übungszyklus an, mit dem du dein eigenes Elternpotenzial erkunden kannst. Darüber hinaus lade ich dich zu dem Experiment ein, dir dein Wunschkind vorzustellen und mit ihm in einen inneren Dialog zu treten.

Meine tiefenpsychologische Erfahrung bestätigt mir regelmäßig wieder, dass es ein Wissen und eine Weisheit in uns gibt, die jenseits unseres Bewusstseins liegen. Und doch gehören sie als ein unbewusster Teil zu uns.

Eine dreiteilige Übung für Paare mit Kinderwunsch

Diese Übung könnt ihr jeder für sich allein machen. Oder ihr nutzt die Gelegenheit, um darüber in einen sehr tiefen Austausch zu kommen, bei dem ihr euch als fiktive Eltern auf einer neuen Ebene noch besser kennenlernen könnt.

Die zentrale Frage dabei lautet: »Würdest du selbst als Kind zu dir als Mutter, als Vater oder zu euch als Eltern kommen wollen?«

Du als Mutter im Spiegel deines zukünftigen Kindes

Nimm dir die Zeit, dich an einen ruhigen Ort zurückzuziehen und eine kleine Innenschau zu halten. Die Übung kann dir Aufschluss über dein eigenes Potenzial als Mutter geben ... Dafür kannst du dir jede der folgenden Fragen einzeln vornehmen.
Lies dir alle einmal durch. Dann geh intuitiv vor, und wähle die Fragen aus, die dich spontan am tiefsten berühren, im Guten wie im Schwierigen.
Für jede Frage gilt Folgendes: Lies dir jeweils eine Frage durch. Dann schließ die Augen, und lass ganz unwillkürlich eine Antwort in deinem Inneren aufsteigen. Anschließend schreib die Antwort auf. Du könntest dir die Fragen auch vorlesen und mit deinem Smartphone aufnehmen. Und hinterher mit geschlossenen Augen anhören und die Antworten aufsteigen lassen ...

Stell dir vor, du wirst zu deinem eigenen Kind, das Kind von ... (setze hier deinen eigenen Vornamen ein). Stell dir nun vor, du würdest mit den Augen deines zukünftigen Kindes auf dich als Mutter schauen ... Dafür kannst du dich wie in einem Rollenspiel im Theater mit deinem zukünftigen Kind identifizieren, einmal ganz zu diesem Kind werden ...
Als dieses Kind kannst du folgende Fragen über deine Mama (also über dich) stellen:

- Wie sieht meine Mama aus?
- Wie geht sie mit sich selbst um?
- Wie glücklich ist sie in ihrem Leben?
- Wie sehr liebt sie meinen Papa?
- Was finde ich richtig gut an meiner Mama?

- Was gefällt mir gar nicht an ihr?
- Was schlage ich ihr vor, was sie in ihrem Leben ändern könnte?
- Wie geht sie mit mir um?
- Geht sie auf meine Bedürfnisse ein?
- Welche Erwartungen hat sie an mich? Und wie fühlt sich das an?
- Was brauche ich unbedingt von ihr?

Disidentifiziere dich dann wieder ganz aus der Rolle deines zukünftigen Kindes, und komm nun in die Reflexionsphase. Werde ganz zu einer erwachsenen Beobachterin, und schau noch einmal zurück:

- Wie hast du das Rollenspiel erlebt?
- Wie ging es dir als dein zukünftiges Kind mit dir als Mutter?
- Wie fühlte es sich im Körper an, dein eigenes Kind zu sein?
- Was ist dir bewusst geworden?
- Welche Konsequenzen leitest du aus dem Erkannten für dich ab?

Stelle dir nun vor, dass du selbst dich in der Rolle als Mutter mit deinem zukünftigen Kind in einem inneren Bild siehst:

- Wie siehst du aus?
- Was machst du gerade mit deinem Kind?
- Wie gehst du mit deinem Kind um?
- Was ist dir besonders wichtig?
- Wie willst du als Mutter sein?
- Welche mütterlich-fürsorglichen Qualitäten sind dir wichtig?
- Und wie willst du auf keinen Fall sein?
- Was könnte dir schlimmstenfalls als Mutter passieren?
- Welche Haltung hast du als Mutter gegenüber deinem Kind?
- Welchen Glaubenssatz hast du, was das Muttersein bedeutet?
- Abschließend frage dein Kind: »Was brauchst du jetzt wirklich von mir?«

Dann geht es darum, dich selbst zu »beeltern«. Stell dir die Frage:

»Wenn ich mir heute selbst eine gute Mutter sein wollte … wie müsste ich dann sein?«

Stelle dir vor, du siehst dich vor deinem geistigen Auge als Kind. Frag dieses kleine Mädchen einmal, was es sich heute von dir wünschen würde, wenn du ab jetzt seine Mama wärest. Dann frag dein eigenes Inneres Kind:

»Was hältst du davon, wenn ich ein Baby bekomme?«

Diese Frage bringt oft erstaunliche Klarheit. Wenn sich dein Inneres Kind gegen ein reales Kind sträubt, liegt hier ein sehr wichtiger Schlüssel verborgen. Meist ist es ein Hinweis darauf, dass du dich selbst vielleicht noch nicht wichtig genug nimmst und es hilfreich wäre, deine eigenen Bedürfnisse mehr zu entdecken und darauf eingehen zu lernen. Sonst besteht immer die Gefahr, dass zwischen dem Inneren Kind und dem äußeren eine Art Rivalität entsteht. Das kann sich in bestimmten Stimmungen und Gefühlen äußern.
Kinder brauchen glückliche Eltern. Kinder wollen nicht zum Sinnerfüller ihrer Eltern werden. Das blockiert sie nur. Nein, sie brauchen Eltern, die auch ohne sie glücklich sind.

Du als Vater im Spiegel deines zukünftigen Kindes

Stelle dir zunächst einmal vor, dass du dich in der Rolle als Vater mit deinem zukünftigen Kind in einem inneren Fantasiebild siehst …

- Wie siehst du aus?
- Was machst du gerade mit deinem Kind?
- Wie gehst du mit ihm um?
- Was ist dir besonders wichtig?

- Wie willst du als Vater sein?
- Welche väterlich-fürsorglichen Qualitäten sind dir wichtig?
- Und wie willst du auf keinen Fall sein?
- Was könnte dir schlimmstenfalls als Vater passieren?
- Welche Haltung hast du als Vater gegenüber deinem Kind?
- Welchen Glaubenssatz hast du in Bezug auf das Vatersein?
- Abschließend frag dein Kind: »Was brauchst du jetzt wirklich von mir?«

Dann geht es darum, dich selbst zu »beeltern«. Stelle dir die Frage:

»Wenn ich mir heute selbst ein guter Vater sein wollte ... wie müsste ich dann sein?«

Stelle dir vor, du siehst dich selbst vor deinem geistigen Auge als Kind. Frage diesen kleinen Jungen einmal, was er sich heute von dir wünschen würde, wenn du ab jetzt sein idealer Papa wärest? Dann frage dein eigenes Inneres Kind:

»Was hältst du davon, wenn ich Vater eines Babys würde?«

Ihr als Eltern im Spiegel eures zukünftigen Kindes

Stelle dir vor, du wirst als das Kind von ... (setzt hier jeweils eure Vornamen ein) geboren. Sieh dann aus der Perspektive des Kindes:

- Wie findest du die beiden als Eltern?
- Wie leben sie?
- Wie gehen sie miteinander um?
- Sind sie ein glückliches Liebespaar?
- Welche Werte spielen bei ihnen eine Rolle?
- Wie fühlst du dich damit?
- Wie ist das Verhältnis von Arbeit und Privatleben bei ihnen?

- Wie geht es dir damit?
- Sind deine Eltern mit ihrer Arbeit glücklich, oder nörgeln sie immer rum? Wie fühlt sich das für dich an?
- Wie viel Raum gibt es in ihrer Welt für Freizeit, Spaß, Spiel, Sport, Genießen, Zärtlichkeit und Erholung? Wie geht es dir damit?
- Was würdest du von deinen Eltern brauchen?
- Traust du ihnen zu, dass sie dir das geben können?
- Was würdest du ihnen empfehlen, was sie ändern müssten, damit du bereit bist, zu ihnen zu kommen?
- Und was brauchst du von deiner Mama am dringendsten?
- Sind deine Mama und dein Papa mit sich selbst glücklich? Oder fühlt es sich so an, als ob es deine Aufgabe werden soll, sie endlich glücklich zu machen?
- Und was brauchst du von deinem Papa am dringendsten?
- Und was brauchst du von beiden Eltern zusammen?
- Was könntest du jetzt schon an ihnen wertschätzen?
- Und was müssen sie vielleicht noch entwickeln?

Übung zu den eigenen Eltern

Nachdem ihr erkundet habt, wer ihr als Eltern im Spiegel eures Wunschkindes seid, könnt ihr diesen Blickwinkel in Beziehung setzen zu euren eigenen Eltern. Geht dafür den folgenden Fragenkatalog einmal durch.

Stelle anschließend in deinem KiWu-Tagebuch die Qualitäten einander gegenüber:

- Welche Prägungen deiner Eltern trägst du heute noch in dir selbst?
- Wie war es, das Kind meiner Eltern zu sein?
- Wie habe ich meine Eltern erlebt?
- Wie war meine Mutter im Umgang mit mir?
- Wie war mein Vater im Umgang mit mir?
- Wie gingen meine Eltern miteinander um?

- Welches Modell von Elternschaft habe ich durch die Erfahrungen mit meinen Eltern verinnerlicht?
- Gab es bestimmte (Glaubens-)Sätze von ihnen, die sie immer wiederholt haben?
- Und wie wirkt sich das alles heute noch auf mich aus, auf meinen Umgang mit mir selbst und mit anderen?
- Und wie würde ich, infolge dieser Erfahrungen, meine eigene Elternrolle gern anders ausfüllen?

Sollte es in den Beziehungen zu deinen eigenen Eltern noch »offene Rechnungen« geben, die deine Beziehung zu ihnen angespannt sein lässt, und starke Gefühle von Wut oder Trauer, dann empfehle ich dir/euch Folgendes:

Schreibe einen Brief an den verinnerlichten Elternteil oder beide Eltern (siehe Wording »Elternintrojekte«). Erlaube dir in diesem Brief alle Gefühle auszudrücken, die dich davon abhalten, mit den eigenen Eltern Frieden zu finden.[69]
Der Brief richtet sich definitiv nicht an die Eltern von heute, sondern an die Eltern unserer Kindheit, die wir als innere Stimmen heute noch in uns tragen.
Am Ende des Briefeschreibens kannst du im inneren Bild überprüfen, ob dein eigenes Inneres Kind zufrieden mit deinem Brief ist. Das ist die einzige Messlatte für den Erfolg und die Wirksamkeit dieses Briefes. Mit dem zufriedenen Inneren Kind sollte sich auch ein wohliges entspanntes Körperempfinden einstellen.
Solange wir unausgedrückte Gefühle gegenüber den Eltern in uns haben, können wir unser eigenes volles Potential als Eltern meistens noch nicht leben. Im Hinblick auf unsere eigene Elternschaft spielt das eine große Rolle. Die Befreiung von der unbewussten Macht der verinnerlichten Eltern beschenkt uns jedoch mit dem Potenzial einer eigenen selbstbestimmten Elternschaft.

EIN WORT ZUM SCHLUSS

Ich hoffe, dass dir die Fülle an Fallbeispielen in diesem Buch neue Perspektiven eröffnet hat, um zu verstehen, welche Faktoren unsere Fruchtbarkeit fördern oder einschränken können. Ich hoffe auch, dass es dir gelungen ist, dich tief auf die praktischen Übungen zur Bewusstwerdung deiner eigenen Seelenlandschaft einzulassen, und dass du dabei Einsichten gewinnen konntest, die dich bisher unbewusst an der Erfüllung deiner Wünsche gehindert haben.

Da der Kinderwunsch und seine Erfüllung etwas Naturhaftes sind, das immer auch ein Geheimnis bleiben wird, wann und warum es klappt, möchte ich dir am Ende meines Buches noch den Weg meiner Ganzwerdung, der Integration meiner inneren Gegensätze, und Heilung anvertrauen, die – solange wir leben – nie aufhört: Seit über 30 Jahren praktiziere ich eine Mantra-Meditation aus der indischen Yoga-Philosophie des Patanjali (ca. 200 n. Chr.), wie sie aber auch im Hinduismus und Buddhismus verwendet wird. Ein Mantra ist ein Wort, eine Phrase oder ein Klang, das, die oder der (meist in Gedanken) wiederholt wird, um den Geist zu fokussieren und zu zentrieren.

In den ersten Jahren fiel es mir schwer, weil ich stets eine Flut von Gedanken im Kopf hatte. Aber da ich es trotzdem immer weiter machte, mehr und mehr meine eigene Identität entdeckte und das zu leben begann, was ich wirklich bin, wurde es während meiner Meditationen stiller in mir. Nach zehn Jahren unerfülltem Kinderwunsch mit Höhen und Tiefen kam dann auch mein Sohn – ohne äußere Anstrengung – mühelos und natürlich zu mir.

Wenn wir regelmäßig in diesen Urgrund der Seele eintauchen, indem wir zweimal täglich eine Pause von 15 bis 20 Minuten einlegen, in der wir alle Aktivitäten unterbrechen, unseren Geist zur Ruhe kommen lassen und nur an ein Mantra denken, bewirkt dies, dass in unserem Gehirn eine Selbstregulation einsetzen kann, die dazu führt, dass wir uns innerlich immer mehr mit uns selbst verbinden. Dadurch kommen wir unserer eigenen Bestimmung immer näher und können ein wachsendes Vertrauen in unseren eigenen für uns selbst stimmigen Weg entwickeln.

Die regelmäßige Wiederholung eines Mantras während der Meditation ist auch ein gutes Training, sich immer wieder von den bewussten Absichten in unserem Leben zu disidentifizieren und mehr in die Erfahrung des reinen Seins zu kommen. Das nährt die Quelle in uns und lädt das Kind förmlich ein, zu uns zu kommen. Denn genau das schafft die Ruhe, die wir später brauchen, um die Geduld aufzubringen, ein Kind liebevoll in seinem Werden zu beobachten und es auf seinem Weg in ein erfülltes Leben zu begleiten.

Wenn dich das Leben nicht mit einem Kind beschenken will, dann hast du mit diesem Buch und dem »Dummling« in dir dennoch ein reiches Inventar in der Hand, mit dem du jeden Tag aufs Neue das Schöpferische in dir wecken kannst, das dir deinen Weg zeigt und dich mit Sinn beschenkt.

Falls das alles noch nicht reicht, stehe ich dir auf deiner Seelenreise im Rahmen meiner Seminare und Therapieangebote, die du auf meiner Homepage www.psychosyntheseinstitut.de findest, auch persönlich zur Seite und begleite dich sehr gern auf deinem Weg in ein – so oder so – erfülltes Leben.

Herzlichst, deine Birgit Haus

DANKE
AN DIE FÜGUNGEN MEINES LEBENS

So geheimnisvoll wie die Erfüllung eines Kinderwunschs ist, so durchzieht auch die Entstehungsgeschichte dieses Buches eine Magie. Von Absicht kann dabei wenig die Rede sein. Eher könnte man es die Vollendung meines transpersonalen Willens nennen, an der viele Menschen beteiligt waren, die meinen Weg kreuzten.

Alles fing an mit einem Interview des RTL-Fernsehens zum Thema »Unerfüllter Kinderwunsch«, das ich der Journalistin Pia Osterhaus zu verdanken habe. Sie flüsterte mir seit Jahren zu: »Birgit, du musst unbedingt ein Buch schreiben!«

Als ich meiner Mutter voller Begeisterung von diesem Fernsehinterview erzählte, spürte sie meine Kompetenzen auf diesem Gebiet. In drei Jahrzehnten hatte ich eine Fülle eigener und therapeutischer Erfahrungen mit Klientinnen und Klienten dazu gemacht, dass sie mir nahelegte, mein erstes Buch darüber zu schreiben. Schon lange wünschte ich mir, über die wertvollen und heilsamen Prozesse meiner Klienten zu berichten.

Als ich jedoch die ersten 50 Seiten geschrieben hatte, fragte ich mich, wie ich denn an Leserinnen und Leser käme. Da kontaktierte ich die mir bekannte Kösel-Autorin Dr. Bärbel Wardetzki, die mir meine Lektorin Dagmar Olzog für dieses Unterfangen empfahl. Frau Olzog konnte ich sofort für mein Projekt begeistern. So unterstützte sie mich beherzt mit voller Überzeugung über die gesamte Zeit mit ihrer langen Berufserfahrung. Außerdem hielt sie mich immer mit aktuellen Zeitungsartikeln und Reportagen auf dem Laufenden, die in mir den Eindruck verstärkten, dass es sich hier um ein zunehmend gesellschaftsrelevanteres Thema handelt.

Auch Karin Stuhldreier, der Programmleiterin des Kösel-Verlags, danke ich von ganzem Herzen dafür, dass sie sich von meinem Exposé überzeugen ließ und meine Ideen engagiert umsetzte.

Ferner danke ich ganz herzlich meiner engagierten Lektorin Dr. Charlotte Rock, die sich kontinuierlich mit mir auf das Projekt fokussierte, und meiner sehr herzlichen Lektorin Julia Sommerfeld, die sich der Herausforderung stellte, kompetent die Abwicklung von Lektorat und Herstellung in die Hand zu nehmen. Dann danke ich auch ganz besonders meinem wunderbaren Lektor Ralf Lay, der mein Manuskript mit seiner umfassenden Erfahrung, seiner Expertise und sehr viel Fingerspitzengefühl in die vorliegende Struktur gegossen hat.

Ohne alle Namen zu erwähnen, danke ich auch allen meinen Freunden, die immer wieder geduldig meinen Reflexionen zum Thema lauschten, Kapitel lasen und mit ihren Erfahrungen und eigenen Gedanken das Werden dieses Buches bereicherten. Darunter ganz besonders Martina und Andy Braun.

Harald Reinhardt, meinem Kollegen, danke ich dafür, dass er meine Begabung zur Therapeutin schon früh erkannte und mir bereits 1990 als Studentin die »Prophezeiung« aussprach, dass in mir eine Reformerin stecke, die den Menschen eines Tages neue Perspektiven eröffnen würde.

Nicht zuletzt danke ich allen meinen Klientinnen und Klienten, die sich mir anvertrauten, davon Früchte trugen und mich zu diesen gesammelten Einsichten kommen ließen.

Schließlich danke ich meinem Leben, das mir immer weiter, Stück für Stück, die richtigen Puzzleteile zukommen lässt, um mit meinem Schaffen immer mehr ich selbst zu werden.

Liebe Leserin, lieber Leser, dir danke ich ganz herzlich für deine Lektüre und freue mich auf dein Feedback unter:
kinderwunsch@birgithaus.de

ANHANG

VERZEICHNIS DER ÜBUNGEN

WEITERFÜHRENDE LITERATUR

Ahr, Christina, *Fruchtbarkeit und »Respekt«. Filmethnologische Untersuchung eines Geschlechterkonflikts um ein Ritual bei den Maasai*, Arbeiten aus dem Mainzer Institut für Ethnologie und Afrika-Studien, Bd. 5, Göttingen 1991

Asper, Kathrin, *Verlassenheit und Selbstentfremdung. Neue Zugänge zum Therapeutischen Verständnis*, dtv, München 1997

Baumann, Kai, und Linden, Michael, *Weisheitskompetenzen und Weisheitstherapie. Die Bewältigung von Lebensbelastungen und Anpassungsstörungen*, Pabst Science Publishers, Lengerich/Westfalen 2021

Bolen, Jean Shinoda, *Das Tao der Psychologie. Sinnvolle Zufälle*, Sphinx Medien, Basel 1989

Bucay, Jorge, *Komm, ich erzähl dir eine Geschichte*, Fischer, Frankfurt am Main 2007

Connirae, Andreas, *Auf dem Weg zur Ganzheit. Mit der Wholeness-Methode zur Ganzheit*, Junfermann, Paderborn 2020

Cozzolino, Louis, *Die Neurobiologie menschlicher Beziehungen*, VAK, Kirchzarten 2007

Dana, Deb, *Der Vagus-Nerv als innerer Anker. Angst und Panik überwinden, Ruhe und Stärke finden – Übungen zum Aktivieren der Selbstheilungskräfte*, Kösel, München 2022

Dannhauer, Kareen, *Schwanger werden. Der ganzheitliche Weg zum Wunschkind*, Kösel, München 2021

Dispenza, Dr. Joe, *Schöpfer der Wirklichkeit. Der Mensch und sein Gehirn – Wunderwerk der Evolution*, Koha, Dorfen 2020

–, *Ein neues Ich. Wie Sie Ihre gewohnte Persönlichkeit in vier Wochen wandeln können*, Koha, Dorfen 2019

Dürckheim, Karlfried Graf, *Vom doppelten Ursprung des Menschen*, Herder, Freiburg 1989

Ferrucci, Dr. Piero, *Werde, was du bist. Selbstverwirklichung durch Psychosynthese*, Rowohlt, Reinbek 1990

–, *Arte e scienza della psicoterapia. La conquista interiore della libertà*, Astrolabio, Rom 2022

Frankl, Victor E., *Wer ein Warum zu leben hat. Lebenssinn und Resilienz*, Beltz, Weinheim/Basel 2020

Furman, Ben, *Es ist nie zu spät für eine glückliche Kindheit*, Verlag modernes Leben, Dortmund 2019

Gendlin, Eugene T., *Focusing-orientierte Psychotherapie. Ein Handbuch der erlebensbezogenen Methode*, Klett-Cotta, Stuttgart 2018

– Focusing. *Technik der Selbsthilfe bei der Lösung persönlicher Probleme,* Otto Müller Verlag, Salzburg 61981

Glück, Judith, *Weisheit. Die 5 Prinzipien gelingenden Lebens,* Kösel, München 2016

Gruen, Arno, *Falsche Götter. Über Liebe, Hass und die Schwierigkeit des Friedens,* dtv, München 1993

–, *Der Wahnsinn der Normalität. Realismus als Krankheit: Eine grundlegende Theorie zur menschlichen Destruktivität,* Kösel, München 1987

–, *Verrat am Selbst. Die Angst vor Autonomie bei Mann und Frau,* dtv, München 1986

Haus, Birgit, *Lieben ohne Leiden. Wie du zu tiefer Verbindung mit dir selbst und einer erfüllten Partnerschaft findest,* Goldegg, Berlin/Wien 2023

–, *Resilienz-Stärkung im Spiegel der Psychosynthese am Beispiel Innerer-Kind-Arbeit. Ein Vergleich des Resilienz-Konzeptes mit dem Kölner Psychosynthese-Modell basierend auf den Fünf Regie-Prinzipien des Begleitens & den Fünf Stufen des Lernens,* Unisono Institut, Ulm/Berlin 2021

–, *Unsere Kinder und das Kind in uns,* moment by moment, Das Magazin für Achtsamkeit, 3, 2023. S. 70–72

Heller, Lawrence, LaPierre, Aline, et al., *Entwicklungstrauma heilen. Alte Überlebensstrategien lösen. Selbstregulierung und Beziehungsfähigkeit stärken,* Kösel, München 2014

Hüther, Gerald, und Krens, Inge, *Das Geheimnis der ersten neun Monate. Unsere frühesten Prägungen,* Beltz, Weinheim/Basel ^{3}2010

Jaffé, Aniela (Hg.), *Erinnerungen, Träume, Gedanken von C. G. Jung,* Walter Verlag, Olten 1990

Jung, C. G., *Traum und Traumdeutung,* dtv, München 2001

–, *Die Beziehungen zwischen dem Ich und dem Unbewussten,* dtv, München 2001

Kast, Verena, *Glückskinder. Wie man das Schicksal überlisten kann,* Kreuz, Zürich 1993

–, *Spielarten des Anerkennens, Internationale Gesellschaft für Tiefenpsychologie, »Einander Anerkennen«,* 24.–28. Oktober 2004, Lindau, ca. 409 Min. auf 1 MP3-CD

Kroeber-Wolf, Gerda, *Der Weg ins Leben. Mutter und Kind im Kulturvergleich. Vortragszyklus 1987/88,* Museum für Völkerkunde, Frankfurt am Main 1990 (GES 432)

Levine, Peter, *Sprache ohne Worte. Wie unser Körper Trauma verarbeitet und uns in die innere Balance zurückführt,* Kösel, München 2014

–, *Vom Trauma befreien. Wie Sie seelische und körperliche Blockaden lösen,* Kösel, München 2007

McCraty, Rollin, Atkinson, Mike, und Tomasino, Dana, *Modulation of DNA conformation by heart-focused intention,* HeartMath Research Center, Boulder Creek, CA, Nr. 03–008, 2003

Northrup, Dr. Christiane, *Frauenkörper. Frauenweisheit. Wie Frauen ihre ursprüngliche Fähigkeit zur Selbstheilung wiederentdecken können*, ZS, Hamburg [4]2000
Perry, Philippa, *Das Buch, von dem du dir wünschst, deine Eltern hätten es gelesen (und deine Kinder werden froh sein, wenn du es gelesen hast)*, Ullstein, Berlin 2021
Renn, Klaus, »Achtsamkeit und Psychotherapie: Focusing: Psychotherapie in Innerer Achtsamkeit. Vortrag am 22. April im Rahmen der 60. Lindauer Psychotherapiewochen 2010 (www.Lptw.de)«, www.lptw.de/archiv/vortrag/2010/renn-achtsamkeit-und-psychotherapie-focusing-lindauer-psychotherapiewochen2010.pdf
Riedel, Ingrid, *Die weise Frau. Der Archetyp der alten Weisen in Märchen, Traum und Religionsgeschichte*, Patmos, Ostfildern 2016
–, *Tabu im Märchen. Die Rache der eingesperrten Natur*, dtv, München 1996
Roth, Gerhard, und Strüber, Nicole, *Wie das Gehirn die Seele macht*, Klett-Cotta, Stuttgart 2018
Schellinski, Kristina, »Vom Ersatzkind-Komplex zur Selbstgeburt«, *Jung Journal. Komplexe – vom Teufel geritten* 46 (24), 2021, S. 41–45
Schmidt, Johannes B., *Der Körper kennt den Weg. Trauma-Heilung und persönliche Transformation*, Kösel, München 2008
Stahlberg, Simone, *Swipe and Go! Mit Kinderwunsch im Datingdschungel*, tredition, Hamburg 2020
Weber, Kurt, *Kinderwunsch und Wunschkinder. Das gewünschte und verwünschte Kind im Märchen und im Leben*, Bonz, Waiblingen 1992
Wilber, Ken, *Integrale Meditation. Wachsen, erwachen und innerlich frei werden*, O.W. Barth, München 2017
Wilken, Anna, *Na, wann ist es denn so weit? Kinderwunsch sieht bei jedem anders aus: Emotionen, Ursachen, Behandlungsmöglichkeiten*, ZS, Hamburg 2021
Zart, Birgit, *Gelassen durch die Kinderwunschzeit. Loslassen lernen und empfangen*, Ariston, München 2011

Forschungen zur Psychosynthese nach dem Kölner Modell:

Böge, Kerem, *Dialogische Achtsamkeit in der Psychosynthese. Mentale Gesundheit als ein Prozess des persönlichen Wachstums begreifen*, Universität Leiden, Niederlande, September 2016
Böge, Kerem, Mouthaan, Joanne, und Krause-Utz, Annegret, »Effects of dialogical mindfulness on psychopathology: A pilot study's results from a seven-day psychosynthesis course about the inner child«, *The Humanistic Psychologist* 48 (1), 2020, S. 84–99, https://doi.org/10.1037/hum0000134
Stut, Eike Joachim, *Wirkungen der Psychosynthese*, Dissertation, Carl von Ossietzky Universität, Oldenburg 2014, http://oops.uni-oldenburg.de/2558/1/stuwir15.pdf

ANMERKUNGEN

(Alle Links im Literaturverzeichnis und in den Anmerkungen: abgerufen am 29.9.2023)

1 Gibran, Khalil, *Der Prophet. Im Garten des Propheten*, Arkana, München 2002, S. 29 ff.

2 Dana, Deb, *Der Vagus-Nerv als innerer Anker. Angst und Panik überwinden, Ruhe und Stärke finden – Übungen zum Aktivieren der Selbstheilungskräfte*, Kösel, München 2022.

3 Vgl. zum Beispiel Dannhauer, Kareen, *Schwanger werden. Der ganzheitliche Weg zum Wunschkind*, Kösel, München 2021.

4 Northrup, Dr. med. Christiane, *Frauenkörper. Frauenweisheit. Wie Frauen ihre ursprüngliche Fähigkeit zur Selbstheilung wiederentdecken können*, ZS, Hamburg [4]2000, S. 397.

5 Über die Auswirkungen entwicklungstraumatischer Erfahrungen auf unser Leben habe ich ausführlich geschrieben in: Haus, Birgit, *Lieben ohne Leiden. Wie du zu tiefer Verbindung mit dir selbst und einer erfüllten Partnerschaft findest*, Goldegg, Berlin/Wien 2023.

6 Hüther, Gerald, in seinem Newsletter vom 30. August 2023, https://329184.seu2.cleverreach.com/m/14693292.

7 Damit meine ich die Entdeckung einer Projektion eines eigenen unbekannten Anteils meiner selbst auf den anderen. Wenn ich mich selbst ganz mit meinem Kinderwunsch identifiziere, schließe ich die Anteile von mir aus, die möglicherweise auch Zweifel daran haben könnten, wie ein Leben mit Kind wird. Es passiert oft, dass uns diese eigenen, aber oft unbewussten Zweifel im Partner oder in der Partnerin begegnen. Das nennen wir in der Tiefenpsychologie eine »Projektion«. Ich erlebe etwas am anderen, was aber auch ein Teil von mir selbst ist.

8 Furman, Ben, *Es ist nie zu spät, eine glückliche Kindheit zu haben*, Verlag Modernes Lernen, Dortmund 2019.

9 Haus, Birgit, a. a. O.

10 Siehe auch Haus, a. a. O., S. 138–147.

11 Neubrand, Stefanie, *Impathie als psychologisches Konzept – Interview mit Dr. Stefanie Neubrand*, https://soundcloud.com/systelios-podcast/impathie-als-psychologisches-konzept-interview-stefanie-neubrand.

12 Textauszug aus: Alice Miller, Am Anfang war Erziehung. © Suhrkamp Verlag Frankfurt am Main 1980. Alle Rechte bei und vorbehalten durch Suhrkamp Verlag AG, Berlin.

13 Siehe auch Neubrand, Stefanie, a. a. O.

14 Haus, Birgit, »Unsere Kinder und das Kind in uns«, *moment by moment. Das Magazin für Achtsamkeit*, 3, 2023, S. 70–73.

15 Zum Thema »Selbstbeelterung« mache ich regelmäßig ein Seminar »Rituale später Elternliebe – Wege zu mehr Selbstliebe und Autonomie«, das dich sehr in der Heilung der alten Liebeswunden deiner Kindheit unterstützen kann.

16 Michel de Montaigne. Essais. Erste moderne Gesamtübersetzung von Hans Stilett (erschienen als Sonderband der Anderen Bibliothek im Eichborn Verlag, Frankfurt am Main, 1998) © Aufbau Verlage GmbH & Co. KG, Berlin 1998, 2016.

17 Dies berichtet Julia Neuen (storchgeflüster.de) im Beitrag »Sie ruft den Klapperstorch« im dm-Magazin *alverde* vom September 2023 auf S. 81.

18 Es handelt sich um das Projekt »Kompetenzzentrum Kinderwunsch (KompKi)«, www.kompki.de.

19 Die amerikanische Gynäkologin und Geburtshelferin Christiane Northrup zitiert in ihrem Buch *Frauenkörper, Frauenweisheit*, a. a. O., S. 407, einen amerikanischen Reproduktionsmediziner namens Alan H. DeCherney: »Ich wünschte, es gäbe bessere Chancen. Die Leute glauben immer, ich hätte so einen tollen Beruf – was könnte auch schöner sein, als unfruchtbaren Paaren zu einem Kind zu verhelfen? Aber in Wirklichkeit quälen mich meine Misserfolge. Viel zu viele Paare scheitern.«

20 Vgl. Northrup, *Frauenkörper. Frauenweisheit*, a. a. O., S. 409. Die Studie stammt bereits aus dem Jahr 1966.

21 Zum Thema »Selbstausdruck« vgl. Haus, *Lieben ohne Leiden*, a. a. O., S. 160 f. (»Wut als befreiender Selbstausdruck«).

22 McCraty, Rollin, Atkinson, Mike, und Tomasino, Dana, *Modulation of DNA conformation by heart-focused intention*, HeartMath Research Center, Boulder Creek, CA, Nr. 03–008, 2003.

23 Diese Versuchsbeschreibung ist nachzulesen bei Dispenza, Dr. Joe, *Schöpfer der Wirklichkeit. Der Mensch und sein Gehirn – Wunderwerk der Evolution*, Koha, Dorfen [8]2020, S. 50 f.

24 Ebenda, S. 67.

25 Porges, Stephen W., Dana, Deb (Hg.), *Klinische Anwendungen der Polyvagal-Theorie. Ein neues Verständnis des Autonomen Nervensystems und seiner Anwendung in der therapeutischen Praxis*, Probst, Lichtenau 2019, S. 10.

26 Ebenda, S. 11.

27 Ebenda.

28 Ebenda, S. 72 ff.

29 Ebenda, S. 79.

30 Haus, Birgit, *Resilienz-Stärkung im Spiegel der Psychosynthese am Beispiel Innerer-Kind-Arbeit. Ein Vergleich des Resilienz-Konzeptes mit dem Kölner Psycho-*

synthese-Modell basierend auf den Fünf Regie-Prinzipien des Begleitens & den Fünf Stufen des Lernens, Unisono Institut, Ulm/Berlin 2021. Dies., »Strengthening resilience through the lens of psychosynthesis. A comparison between the concept of resilience and Cologne Psychosynthesis Model based on the Five Guiding Principles in Therapy and the Five Steps of Learning«, in: Guggisberg Nocelli, Petra, *Know, Love, Transform Yourself – Vol. I: Theory, techniques and new developments in Psychosynthesis,* Psychosynthesis Books, o. O. 2021, S. 437–463.

31 Wise, Anna, *Awakened Mind® Training. Ein Hirnwellen-Trainingsprogramm. Ein Praxisbuch für Kreativität, Gesundheit und Erfolg,* Via Nova, Petersberg 2017.

32 Stut, Eike Joachim, *Wirkungen der Psychosynthese,* Dissertation, Carl von Ossietzky Universität, Oldenburg 2014, http://oops.uni-oldenburg.de/2558/1/stuwir15.pdf.

33 Porges/Dana, a. a. O., S. 75.

34 Assagioli, Roberto, Die Schulung des Willens. Methoden der Psychotherapie und der Selbsttherapie, Junfermann-Verlag, Paderborn 1987.

35 Jung, C. G., *Die Beziehungen zwischen dem Ich und dem Unbewussten,* dtv, München 2001, S. 8.

36 Vgl. zum Beispiel Dispenza, a. a. O., S. 63–68.

37 Wilken, Anna, *Na, wann ist es denn so weit? Kinderwunsch sieht bei jedem anders aus: Emotionen, Ursachen, Behandlungsmöglichkeiten,* ZS, Hamburg 2021.

38 Wilber, Ken, *Integrale Meditation. Wachsen, erwachen und innerlich frei werden,* O. W. Barth, München 2017, S. 59.

39 Vgl. Gruen, Arno, *Falsche Götter. Über Liebe, Hass und die Schwierigkeit des Friedens,* dtv, München 1993, S. 10.

40 Die Hebamme Kareen Dannhauer klärt in ihrem Buch *Schwanger werden,* a. a. O., sehr gut auf über ergänzende Maßnahmen, die die Empfängnis unterstützen können. Und Anna Wilken lässt ihre Leser in ihrem Buch *Na, wann ist es denn so weit?,* a. a. O., als Betroffene an ihrem Weg durch die Reproduktionsmedizin teilhaben und klärt dabei sehr fundiert über die technisch machbaren Aspekte der assistierten Befruchtung auf.

41 Gruen, a. a. O., S. 11.

42 Hüther, Gerald, in: Renn, Klaus, »Achtsamkeit und Psychotherapie: Focusing: Psychotherapie in Innerer Achtsamkeit. Vortrag am 22. April im Rahmen der 60. Lindauer Psychotherapiewochen 2010 (www.Lptw.de)«, www.lptw.de/archiv/vortrag/2010/renn-achtsamkeit-und-psychotherapie-focusing-lindauer-psychotherapiewochen2010.pdf, S. 5.

43 Ebenda.

44 Nach Ferrucci, Dr. Piero, *Werde, was du bist. Selbstverwirklichung durch Psychosynthese,* Rowohlt, Reinbek 1990, S. 19 f.

45 Jung, C. G., *Die Beziehungen zwischen dem Ich und dem Unbewussten,* dtv, München 2001, S. 63.

46 Vgl. die Broschüre des Kinderwunschzentrums – MVZ PAN Institut, Köln 2023, www.mvz-pan-institut.de/.

47 *Jaffé, Aniela (Hg.), Erinnerungen, Träume, Gedanken von C. G. Jung,* Walter Verlag, Olten 1990, S. 190.

48 Goethe, Johann Wolfgang, *Gedichte. Ausgabe letzter Hand,* 1827, zitiert nach Projekt Gutenberg, www.projekt-gutenberg.org/goethe/gedichte/chap423.html.

49 Glück, Judith, *Weisheit. Die 5 Prinzipien gelingenden Lebens,* Kösel, München 2016.

50 Ebenda; siehe auch Riedel, Ingrid, *Die weise Frau. Der Archetyp der alten Weisen in Märchen, Traum und Religionsgeschichte,* Patmos, Ostfildern 2016.

51 Zitiert nach: Brüder Grimm: Sneewittchen (Schneeweißchen), Kinder- und Haus-Märchen Band 1, Große Ausgabe, 1. Auflage; Realschulbuchhandlung, Berlin 1812.

52 Zitiert nach: Brüder Grimm: Die drei Federn, Kinder- und Haus-Märchen Band 1, Große Ausgabe, 2. Auflage, G. Reimer, Berlin 1819.

53 Vgl. Ferrucci, Piero, *Arte e scienza della psicoterapia. La conquista interiore della libertà,* Astrolabio, Rom 2022, S. 155.

54 Schatz, Anna, *Wenn ich noch eine glückliche Mami sehe, muss ich kotzen. Mein Leben mit einem unerfüllten Kinderwunsch,* Rowohlt, Hamburg 2019.

55 Vgl. z. B. Tedeschi, Richard G., und Calhoun, Lawrence G., »The posttraumatic Growth Inventory: Measuring the positive legacy of trauma«, *Journal of Traumatic Stress* 9 (3), 1996, S. 455–471.

56 Wenn man bedenkt, dass es, wie bereits erwähnt, in den Tränen beim Weinen zu einer Ausschüttung des Bindungshormons Oxytocin kommt, dann frage ich mich – und diese Frage würde sich sicherlich wissenschaftlich zu erforschen lohnen –, welche Rolle dieses Hormon bei der Zeugung eines Kindes spielt.

57 In der Psychosynthese gibt es ein Modell, das sogenannte »Psychosynthese-Ei«, in dem wir drei Schichten unseres Unbewussten unterscheiden. Das tiefere Unbewusste ist der Ort, wo unsere Instinktnatur und unsere biografischen Erfahrungen unserer Kindheit abgespeichert sind. Im mittleren Unbewussten ist alles abgespeichert, was uns von unserem Ich aus in der Erinnerung zugänglich ist. Und im sogenannten höheren Unbewussten sind unsere verborgenen zukünftigen Potenziale, die sich noch in unserem Leben entfalten wollen.

58 Riedel, *Die weise Frau,* a. a. O., S. 172.

59 Jeder Mensch und jeder Gegenstand kann zu einer Projektionsfläche werden. Wenn wir uns Filme anschauen, uns mit den Akteuren identifizie-

ren und ihre Gefühle durchleben, dann projizieren wir unsere eigenen Gefühle auf diese Figuren. In unserem Fall können wir die Itsche, die die Fähigkeit hat, für alle Aufgaben eine Lösung zu finden, auch als eine Projektionsfläche für unser inneres Wissen annehmen, das den verborgenen Schlüssel zu der Weisheit hat, die uns irgendwann schwanger werden und eine Kind bekommen lässt. Genauso, wie der Dummling von der Itsche sogar »die schönste Frau« bekommen hat. So können wir von da aus übertragen, dass »die Itsche in dir« auch die Lösung dafür hat, wie du schwanger werden und ein Kind bekommen kannst. Voraussetzung dafür ist jedoch, dass wir uns verhalten wie der Dummling.

60 Die Zusammenhänge zwischen unseren frühen Prägungen der Kindheit, unserer Selbstliebe und der Auswirkung auf das Vertrauen in Partnerschaft stelle ich ausführlich dar in meinem Buch *Lieben ohne Leiden*, a. a. O., dar.

61 Gendlin, Eugene T., *Focusing. Technik der Selbsthilfe bei der Lösung persönlicher Probleme*, Otto Müller Verlag, Salzburg [6]1981, S. 153 f.

62 Renn, a. a. O.

63 Jung, C. G., *Traum und Traumdeutung*, dtv, München 2001, S. 140 f.

64 Castañeda, Carlos, Die Lehren des Don Juan: Ein Yaqui-Weg des Wissens, © 1988, S. Fischer Verlag GmbH, Frankfurt am Main.

65 Dürckheim, Karlfried Graf, *Vom doppelten Ursprung des Menschen*, Herder, Freiburg 1989, S. 21.

66 Ebenda, S. 22.

67 Bei dieser Übung handelt es sich um ein Arbeitsblatt, das mein Kollege Harald Reinhardt im Rahmen unserer gemeinsamen Ausbildungsgruppen entwickelt hat. Wir veröffentlichen es hier leicht modifiziert, weil es gerade bei der Frage nach dem unerfüllten Kinderwunsch sinnvoll ist, sich mit dem eigenen Dharma zu beschäftigen.

68 Wardetzki, Bärbel, *Weiblicher Narzissmus. Der Hunger nach Anerkennung*, Kösel, München 2007, S. 39.

69 Mehr dazu in meinem Buch: *Lieben ohne Leiden. Wie du zu tiefer Verbindung mit dir selbst und einer erfüllten Partnerschaft findest*, Goldegg, Berlin/Wien 2023, S. 141ff.

REGISTER

HILFREICHE SEMINARE UND KONTAKT

Folgende unserer Seminare zum tieferen Verständnis des unerfüllten Kinderwunschs finden regelmäßig statt, je nach Nachfrage ein- bis viermal im Jahr:

»Das Innere Kind und die Heilung der Liebe« (7 Tage)
(entwickelt von Harald Reinhardt und Birgit Haus, 1993)

»Rituale später Elternliebe – Wege zu mehr Selbstliebe und Autonomie« (2 Tage)
(entwickelt von Birgit Haus, 1999)

»Liebe und lebendige Sexualität – wie Männer und Frauen zu mehr Erfüllung finden« (2 Tage)
(entwickelt von Birgit Haus, 2020)

»Lieben ohne Leiden – wie du zu tiefer Verbindung mit dir selbst und einer erfüllten Partnerschaft findest« (7 Tage)
(das Seminar zum Buch, entwickelt von Birgit Haus, 2023.)

»Endlich souverän leben – von der Versöhnung zwischen Innerem Kind und Schatten« (7 Tage)
(entwickelt von Birgit Haus, 2020)

Märchen-Seminar: »›Der Eisenofen‹ – Vom Joch elterlicher Fremdbestimmung ins eigene Königreich« (7 Tage)
(entwickelt von Birgit Haus, 2020)

Männerseminar: »Die Mutter-Sohn-Beziehung & wie Männer mehr Glück in der Liebe finden« (4–5 Tage)
(entwickelt von Birgit Haus, 2012)

Kontakt:
Für Leserfeedback zum Buch: kinderwunsch@birgithaus.de
Für Seminaranfragen: info@psychosyntheseinstitut.de
www.psychosyntheseinstitut.de